Hanjo Koch

WORKING ON A NEW ME

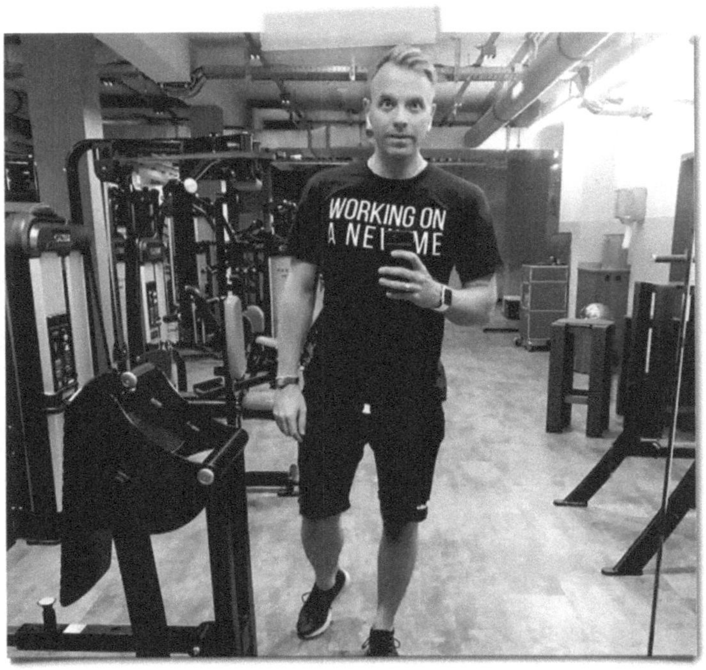

Wie ich mein Fitnessziel erreicht habe –
und wie sich ein gesunder Lebensstil
auch auf meinen Job ausgewirkt hat

(Deutschsprachige Ausgabe)

Wie ich mein Fitnessziel erreicht habe – und wie sich ein gesunder Lebensstil auch auf meinen Job ausgewirkt hat

1. Auflage | Deutsche Erstausgabe als e-Book und Taschenbuch in 2020 – München, Deutschland.

Erstveröffentlichung in Englischer Sprache in 2020 – München, Deutschland.

Erstveröffentlichungen in Englischer und Deutscher Sprache exklusiv auf Amazon Kindle und als Amazon Paperback.

Bibliografische Information der Deutschen National-Bibliothek: Die deutsche National-Bibliothek verzeichnet diese Publikation in der deutschen Nationalbibliografie, detaillierte bibliografische Daten sind im Internet über http://dnb.d-nb.de abrufbar.

Umschlaggestaltung und Illustrationen: Alle Fotos und Diagramme in diesem Buch sind Eigentum des Autors.

Übersetzung: Hanjo Koch

Lesedauer: 2,5-3,0 Stunden

Kannst Du Dich hier wieder erkennen?

Stell Dir vor: Du befindest Dich an einem Wendepunkt in Deinem Leben, an dem Du erkennst, dass eine Veränderung eintreten sollte. Und es sollte lieber früher als später passieren. Weil bereits Monate vergangen sind und Deine Neujahrsvorsätze längst vernachlässigt wurden. Oder Du bereits mehrmals angefangen hast - es aber ehrlich gesagt schon wieder komplett aufgegeben hast. "Es nutzt doch eh nichts!"

Lass mich Dir zeigen, welchen Weg ich von nun an eingeschlagen habe, warum ich mir ein Fitnessziel gesetzt habe, wie ich dieses Ziel nach einiger Zeit erreicht habe, warum Aufgeben keine praktikable Option war - und wie sich der Wechsel zu einem gesunden Lebensstil auch auf das Berufsleben auswirkte, und das sogar mehr als ich ursprünglich gedacht hatte.

Was als selbst verfasste Blog-Einträge begann, wurde im Laufe der Monate zu vollständigen Kapiteln, da ich Dich auf meine Reise mitnehmen und meine Geschichte mit Dir teilen wollte. Du kannst dieselben Ansätze und Ideen verwenden, wie ich, um eine ähnliche Veränderung in Deinem Leben herbeizuführen. Warum also nicht Deine eigene Geschichte schreiben? Ich bin übrigens immer noch dabei, ohne die Absicht, meine Einstellung und meinen Lebensstil aufzugeben oder zu ändern.

Dieses Buch erklärt keine wissenschaftlich belegten Studien im Detail, dafür gibt es bereits reichlich Literatur in Läden und Bibliotheken. Es ist ausschließlich als Motivations-Lektüre für Fitness- und Ernährungsanfänger gedacht, die Inspiration suchen und sich „den Typen von nebenan" und seine Vorgehensweise ansehen möchten.

'Working on a new me' (zu Deutsch "An meinem neuen Ich arbeiten") spiegelt meine persönlichen Erfahrungen wider. Denk also bitte daran, dass dies je nach Deinen aktuellen Umständen, Deinem Körperbau, Deiner Einstellung, Deinem Lebensstil und Deinem Umfeld für Dich unterschiedlich sein kann. Sieh dieses Buch also nicht als die ultimative Erfolgsformel an.

Bonusmaterial: Die letzten Wochen meines Fortschritts wurden stark von einem weltweiten „Spielverderber" namens COVID-19 beeinflusst. Ich werde Dir zeigen, wie ich sowohl privat als auch beruflich mit dem ‚Lockdown' und den sozialen Einschränkungen aufgrund des Ausbruchs des Corona-Virus umgegangen bin. Und wie ich nicht aufgeben wollte, mein Ziel zu erreichen.

KAPITEL:

1. ENTSCHEIDUNGEN: Neue Anzüge kaufen oder wieder in Form kommen?

Ich war also an dem Punkt im Leben, an dem ich mich in meinen Anzügen immer öfter unwohl fühlte - weil ich meine Konfektionsgrösse gänzlich ausgeschöpft hatte, mehr als ich sollte - und es war wirklich an der Zeit, mir mal ein paar Gedanken zu machen. Als Vertriebler stellte ich mir eine möglicherweise vertraute Frage: Wie viele Anzüge besitze ich eigentlich in meinem Schrank?

‚Warum Anzüge?', fragst Du jetzt vielleicht. Nun, in meinem Beruf sind sie meine Arbeitskleidung, ich trage sie jeden Bürotag. Und ich muss sie selbst kaufen, da sie für uns keine offiziellen Uniformen sind.

Um ehrlich zu sein, mein Kleiderschrank enthält 5 verschiedenfarbige Business-Anzüge, um mit etwas Abwechslung durch die Wochen zu kommen, ohne dass ich mich oder meine Kollegen sich von meiner Kleidung gelangweilt fühlen. Bei schätzungsweise 150 € pro Anzug ergeben alleine diese Outfits einen Gesamtwert von ca. 750 €.

‚Möchte ich wirklich 750 € auf einen Schlag ausgeben?', fragte ich mich. Satte 750 Euro für völlig neue Business-Outfits, die mich zu nachfolgenden Fragen führten wie:

- Was soll ich mit 5 herausgewachsenen Anzügen machen? Sie im Second Hand Laden verkaufen? Sie aufbewahren, für die Zeit in der ich wieder in meiner vorherigen Form bin? Sie sind eine ganz stolze Summe wert, wenn man es mal so betrachtet.

- Was ist, wenn ich mit der Zeit wieder etwas zunehme und mich erneut unwohl fühle? Soll ich dann einfach noch eine Runde von Anzügen neu kaufen? Für weitere 750 €? Wie lange wird das danach so weitergehen und habe ich tatsächlich jedes Mal das Budget für diesen Garderoben-Neukauf?

- Was könnte ich stattdessen mit einem „neuen" Budget von 750 € tun? Wie wäre es damit, mir ein Top-Marken Smartphone zu kaufen, die wohlverdiente Woche Urlaub zu machen, spontan zur Familie zu fliegen - ODER stattdessen eine Investition in mich selbst zu tätigen, indem ich wieder in meine vorherige Form zurückkehre?

Nun, drei mal darfst du raten, was meine Entscheidung zu diesem Zeitpunkt war. Aber was hat mir dabei geholfen, diesen Weg zu wählen? Indem ich verschiedene Alternativen mit jeweils geringeren Kosten gegen die anfänglichen 750 Euro abgewägt habe und dann in einem Zeitstrahl verglich, bis wann das Budget aufgebraucht war.

Hier sind einige meiner Beispiele, wie lange 750 € ausreichen könnten:

- Gym (Fitnessstudio) zu Low-Budget-Mitgliedschaft: 15 € pro Monat -> 50 Monate / 4 Jahre

- Gym zu Premium-Mitgliedschaft: 50 € pro Monat -> 15 Monate / 1 Jahr + 1 Quartal

- Schwimmen im Stadtbad: 5 € pro Besuch -> 150 Besuche / 1 Besuch pro Woche -> 37 Monate / 3 Jahre

- Kauf gesunder (aber oft teurerer) Lebensmittel und Früchte: 5 € pro Einkauf / 3 Einkäufe pro Woche -> 50 Wochen / fast 1 Jahr

- Tennis: 13 € für einen halben Platz, einmal im Monat -> 57 Monate / 4 Jahre + 9 Monate

```
......|......|......|....1....|......|......|....2....|......|......|....3....|......|......|....4....|......|......|...
```
Gesunde Lebensmittel   Premium Gym   Schwimmen   Low Budget Gym   Tennis

Zwischen einem und fast 5 Jahren? Wow, das war mal ein ‚Spielverderber'! Das gab mir viele Möglichkeiten! Und ich brauchte nicht lange, um loszulegen, um von meinem bequemen Sofa aufzustehen und einen neuen Zielvertrag mit mir selbst zu unterschreiben. Ich hatte beschlossen, **es ganz einfach mal zu machen. #einfachmalmachen**

5 Erkenntnisse aus diesem Kapitel:

1. Mach Dir klar, welche Alternativen Du haben kannst.

2. Rechne jeder Alternative grob in Geld um und vergleiche sie mit den anfänglichen Kosten der ersten Option.

3. Schreib sie ggf. alle auf, um sie zu vergleichen und abzuwägen.

4. Übertrag sie zur besseren Veranschaulichung in eine Zeitstrahl: wie kurz oder lang würde jede Option dauern?

5. Entscheide Dich und schließe dann einen Zielvertrag mit Dir selbst, wobei Du die anfänglichen Kosten als Dein neues Vertragsbudget festlegst.

2. MACH ES EINFACH: Unterzeichne einen Zielvertrag mit Dir selbst

Mit meinem ersten gesetzten Ziel: „Wieder in Form kommen" musste ich jetzt präziser werden, wie ich dieses Ziel erreichen wollte. Also habe ich einen Vertrag mit mir selbst geschlossen. Mein Vertrag hatte eine Laufzeit von einem Jahr und einen Wert über die vorher genannten 750 €. Das Kleingedruckte enthielt einen Kein-Ausstieg-Absatz sowie eine automatische Verlängerungsklausel, wenn ich erfolgreich war.

Auf diese Weise stellte ich sicher, dass ich mich daran hielt, nicht aufhörte oder vorzeitig aufgab, und bei gutem Ergebnis zudem vorausplante, dass ich die neuen Gewohnheiten beibehielt. **Warum musste es ein Vertrag sein**, könnte man fragen? Stell D r einen Basketballspieler vor, der beispielsweise bei den LA Lakers unterschrieben hat. Oder einen Fußballspieler, der z.B. beim FC Bayern in eine neue Saison wechselt. Im Normalfall wollen sie die Saison mit dem bestmöglichen Teamergebnis beenden, hart dran arbeiten das Ziel zu erreichen, und nicht vor Saisonende an einen Transfer denken.

Ich suchte außerdem nach langfristigen Ergebnissen, die über einen bestimmten Zeitraum hinweg meine Hingabe erfordern würden, damit ich von der Couch aufstehen und mich bewegen würde, um mein Ziel zu erreichen. Ich hatte nicht erwartet, dass es einfach sein würde, und bei normaler Freizeit und einem Vollzeit-Job rechnete ich **mit einem Jahr, bis ich großartige Ergebnisse sehen könnte.** Aus früheren Erfahrungen wusste ich, dass sich die ersten Ergebnisse normalerweise bereits schnell zeigten, der Körper sich aber später nicht mehr mit der gleichen Geschwindigkeit verändern würde. Für die gewünschte Veränderung mussten daher die 750 € Budget zugeteilt und eingefroren werden, und ich habe mir verboten, sie anzurühren - egal was passiert!

Wofür hätte ich ein paar hundert Euro stattdessen auch verwenden können?

- Ein neues Smartphone,

- Neue Klamotten kaufen,

- Öfter essen gehen oder einfach mehr konsumieren.

Der Vertrag mit mir selbst hatte den **Fokus darauf, das Geld in mich selbst zu investieren**. Er machte mich zum Mittelpunkt meiner Aufmerksamkeit, ich war meine eigene erste Priorität. Ich ging diese Verpflichtung ein mit klaren Vorstellungen, was ich erreichen möchte, wie ich es erreichen möchte und wie hoch mein Budget sein würde. Ich schuf einen starken Motivator, der außerdem einen hohen Stellenwert hatte. **Ich war mir über meine persönlichen Ziele sehr klar** und es half mir sehr, daran festzuhalten und weiter an diesem neuen Ich zu arbeiten.

Auch wenn ich meinen Vertrag nicht niedergeschrieben hatte, könnte er für Dich wie folgt aussehen:

Vertrag mit mir selbst 'Wieder in Form kommen'

Ich _______________ verpflichte mich hiermit, die folgenden Richtlinien nach besten Kräften zu befolgen. Ich bin damit einverstanden, wieder in Form zu kommen und einen gesünderen Lebensstil zu führen. Ich verstehe, dass ich für mein eigenes Verhalten und meine eigenen Entscheidungen verantwortlich bin, um dieses Ziel zu erreichen, und ich werde tun, was für mich am wichtigsten ist. Ich werde massivst auf meinen eigenen Erfolg hinarbeiten und nicht anderen die Schuld geben, wenn die Dinge nicht wie erwartet verlaufen. Dabei werde ich die Bestimmungen dieses Vertrages einhalten.

Dieser Vertrag beginnt am __________________ und dauert bis __________________. Es verlängert sich automatisch für die gleiche Zeitdauer, es sei denn, das Ziel wird vor dem vereinbarten Enddatum erreicht.

Aktuelle Verfassung am Startdatum: ____

Neue Verfassung am Enddatum (Ziel): ____

Erforderliche Schritte und Hilfsmittel: _______________________________________

Zugewiesenes Budget zur Erreichung des Ziels: _______________ €

Falls einige oder alle Teile nicht erfüllt sind, stimme ich den folgenden Strafen zu:

Jedes Mal, wenn ich _______________, werde ich meinen Fehler online in einem Social-Media-Beitrag oder einer Geschichte veröffentlichen.

Jedes Mal, wenn ich _______________, werde ich _______________ öffentlich innerhalb von zwei Tagen versprechen.

Mini-Ziel Nr. 1: _____________________ Ich belohne mich mit: _______________
Mini-Ziel Nr. 2: _____________________ Ich belohne mich mit: _______________
Mini-Ziel Nr. 3: _____________________ Ich belohne mich mit: _______________

Unterschrift: _______________ Name: _____________________ Datum: ___________

Zeuge/Zeugin: _______________ Name: _____________________ Datum: ___________

Hast Du die Strafen gesehen, die ich in den Vertrag aufgenommen habe? Und warum überhaupt, könnte man fragen? Wenn etwas weh tut, werde ich es höchstwahrscheinlich nicht noch einmal tun - oder zumindest nicht zu oft. Wenn ich meine eigenen Strafregeln aufstelle, entscheide ich, wie schmerzhaft es für mich wirklich sein wird. Hier ein Beispiel:

- Wenn ich es festlege, ein Foto von meinem Regelverstoß veröffentlichen zu müssen, dann kann ich nur eine Instagram-Story veröffentlichen, die sich nach 24 Stunden ohnehin selbst löscht. Wird also nicht so lange weh tun.

- Wenn die Regeln von jemand anderem aufgestellt würden, einem Freund/einer Freundin, könnten sie viel mehr schaden. Wenn z.B. der Freund definiert, dass ich einen dauerhaften Post veröffentlichen muss, würden meine Gefühle möglicherweise viel stärker verletzt, da ich dadurch verletzlicher würde.

- Auf der anderen Seite könntest Du für Dich selbst definieren, dass permanente Beiträge die Regel sind, und Du könntest sie als selbstbewusste Sprungbretter für Deinen Fortschritt verwenden, Dich selbst ohne Filter zu zeigen und keine Rückschritte auszulassen.

Belohnungen sollten übrigens auch nicht fehlen! Wenn Du den Fortschritt in mehrere Schritte und Miniziele aufteilst, die Du auf dem Weg erreichen möchtest, kannst Du Deine Ziele besser visualisieren. Nimm beispielsweise eine Bergwanderung:

- Wenn Du den Weg im Voraus erkundest und 3 Rastplätze ausmachst (z. B. eine Bank mit großartiger Aussicht, ein kleines Café oder einen Imbiss zum Energietanken und eine Restauranthütte mit warmen Speisen und Getränken weiter oben), wird die Wanderung nicht mehr so anstrengend aussehen, habe ich recht?

5 Erkenntnisse aus diesem Kapitel:

1. Schreibe Dein Ziel auf und verpflichte Dich.

2. Erstelle einen Vertrag mit Dir selbst, um fokussiert zu bleiben.

3. Plane ein Budget, das Du nicht für andere Dinge anrührst.

4. Plane, Dich während Deines Fortschritts zu belohnen.

5. Mache Dich selbst zur Priorität Deiner Investitionen. .

Optional: Wenn Du magst, zeig mir Deinen eigenen ausgefüllten Vertrag, indem Du mich in Deiner Instagram-Story markierst (@hanjokoch).

3. DIE STRANDFIGUR WIRD IM WINTER GEMACHT: Oder doch nicht?

Eine weit verbreitete Überzeugung ist, dass die Strandfigur nur im Winter gemacht werden kann. Oder dass der Januar der beste Monat ist, um ein Fitness-Center Abo zu starten, um rechtzeitig vor dem geplanten Strandurlaub erfolgreich sein können. Oder dass das Laufen im Freien warme Frühlings- oder Sommertemperaturen erfordert, die es im Gegenzug unmöglich machen würden, im Winter Sport zu treiben, nicht wahr? Das wiederum würde viel zu wenig Zeit lassen, Dein Ziel zu erreichen, wenn Du also erst im Mai oder Juni anfangen würdest. Und nach den Sommerferien zu beginnen wäre doch sinnlos, weil es dann doch eh zu spät wäre ... Oder dass der späte Start eines Neujahrsvorsatzes zwischen Februar und Dezember dann gar keinen guten Effekt hätte und Du wahrscheinlich ohnehin daran scheitern würdest.

Wenn Dir das bekannt vorkommt, lass Dich von mir auf meine eigene Reise mitnehmen - die ich gegen Ende des Jahres begonnen hatte: im Dezember 2017.

Zunächst schien es mir unmöglich, im Winter draußen zu laufen: Zu dieser Jahreszeit war es nass und kalt, und irgendwann würde es auch noch schneien. Mit der Kleidung, die ich im Kleiderschrank hatte, sah es schlicht unmöglich aus, ich hatte einfach nicht die richtige Ausrüstung - **oder etwa doch?** Meine alte Denkweise hätte es als unmöglich abgehakt, Punkt. Aufgrund meiner neuen Einstellung bat ich jedoch Google um Hilfe: „Welche Kleidung zum Joggen ...

* ... im Winter
* ... im Regen" waren die Top 2 Suchmaschinenfragen zur Auswahl.

Es schien mehr Menschen auf diesem Planeten zu geben, die nach Lösungen für ähnliche Probleme wie meine suchten. Es gab Antworten, die mir zeigten, dass nichts völlig unmöglich ist. Oder mit den Worten von Hilbert Meyer: "**Alle sagten: ‚Das geht nicht.' Dann kam einer, der wusste das nicht - und hat es gemacht.**"

Ich habe absichtlich nicht die paar Wochen gewartet, bis endlich das neue Jahr begann. Stattdessen wollte ich meinen Hintern vom Sofa hochkriegen, **bevor** sich der ganze Weihnachtsbraten um meine Taille legen konnte. Warum warten, wenn ich es einfach tun konnte? Wer musste mir die Zustimmung geben, außer ich mir selbst? "**Weil es darauf ankommt, für wen du es tust** - und das wärst du selbst" waren meine neuen eigenen Gedanken. Niemand sagte mir, ich solle mich wieder in Form bringen - ich wollte es von selbst! Ich war derjenige, der den Vertrag mit mir selbst unterschrieben hatte. Ich musste anfangen und loslegen.

Hier war ich also am Ende des Jahres, nachdem bereits Wochen vergangen waren, in denen ich regelmäßig Adventsplätzchen gegessen hatte, zu Hause und im Büro. Mit Glühweinabenden und passendem Fast Food auf diversen Weihnachtsmärkten mit Kollegen und Freunden. Mit den Feiertagen mit noch mehr Plätzchen plus 3 vollen Weihnachtsmahlzeiten pro Tag noch vor mir. Mit jeder Menge Alkohol über den Jahreswechsel. Und mit offensichtlich viel zu vielen Gründen, um überhaupt ans Anfangen zu denken, habe ich Recht?

Aber hier kam die Überraschung: Indem ich den Start nicht aufschob, sollte ich **das Jahr mit mehr Fitness & Aktivität beenden**, als ich in den gesamten 11 Monaten vorher getan hatte! Einfach, weil ich meinen Hintern hochbekam, etwas, das ich das ganze Jahr über nicht geschafft hatte. Da ich sofort loslegte, hatte ich den Startpunkt diesmal nicht aufgeschoben. Ich wollte mir beweisen, dass Ergebnisse gleich nach Beginn sichtbar würden, dass jeder Sport besser ist als gar kein Sport. **Dass Tun wie Wollen ist - nur krasser.**

Ehrlich gesagt, für mich stellte sich heraus, dass es ein ziemlich einfacher Weg war, besser zu sein als zuvor - denn es geht NICHT darum, DER BESTE zu sein, **es geht darum, BESSER ZU SEIN, als du GESTERN warst!**

Und sobald ich angefangen hatte, fragte ich mich schon, warum zum Teufel ich nicht früher angefangen hatte? Warum hatte ich nicht schon im Herbst anfangen? Warum nicht im Sommer, als es draußen warm war? Warum habe ich überhaupt so viele Ausreden gefunden? Warum ...?

5 Erkenntnisse aus diesem Kapitel:

1. Warte nicht auf den perfekten Moment: Der Zeitpunkt ist JETZT.

2. Geh und starte Deinen Weg, wann immer Du möchtest, warte nicht auf andere oder mach Dich nicht von anderen abhängig.

3. Wenn Du meinst, es ist unmöglich, dann google ob jemand anderes es vielleicht bereits getan hat.

4. Hör auf zu planen und zu wollen - fang an, die Dinge zu tun.

5. Du hast bereits etwas Großes erreicht, wenn Du heute besser als gestern warst.

4. LAUF FORREST, LAUF: Cardio versus Gewichte

Zu Beginn meiner Reise war ich überzeugt, dass ich die beste Option gefunden habe, um gesünder zu werden: **Joggen** geht **jederzeit** (nach der Arbeit, an einem Sonntagmorgen, auch als Alternative zum Pendeln nach Hause) und **überall** (in der Nähe meiner Wohnung, während Geschäftsreisen, sogar ein Lauf entlang der Strandpromenade im Urlaub). Und es war die Option, die ein relativ kleines bis mittleres Budget für die benötigte Ausrüstung erforderte (kein monatlich bindender Vertrag, bereits vorhandene Schuhe und Klamotten im Kleiderschrank, nur ein paar Updates für funktionelle Unterwäsche und Laufbekleidung in meinem Fall erforderlich).

Aus vielen weiteren Gründen habe ich Joggen geliebt: Ich musste mich beim Laufen nicht so sehr konzentrieren - im Vergleich zu einem Laufband, bei dem ein Schritt zu weit links dazu führen konnte, dass ich herunterfiele und mich schwer verletze. 😉 Nach einer Weile konnte ich „abschalten" und Stress, Anspannung oder etwas Großes loswerden, das in meinem Kopf war und mich nervte. Ich liebte es, währenddessen Musik zu hören, und Songs mit dem gleichen / ähnlichen Takt wie mein Tempo zu finden, denn das hat eine Art Schwung ausgelöst, der mich ein bisschen schneller oder sogar länger laufen lassen konnte, weil ich „voll drin war".

Und ich konnte immer sehen, dass ich eine körperliche Herausforderung erreicht hatte, einfach anhand der zurückgelegten Entfernung: Fünf Kilometer zu schaffen war zum Beispiel gar nicht schlecht - und **5 km waren für viele so eine Art „Fitnesswährung"**: Die 5-km-Läufe sind die kürzesten der häufigsten Rennen; als nächstes folgen 10 km, Halbmarathon (21,1 km) und Marathon 42,2 km. Vergleich das beispielsweise mit den Euro-Banknoten, und Du wirst mir zustimmen, dass Du mit 5 EUR bereits einiges kaufen kannst (für 10, 20 und 50 EUR gibt's natürlich mehr) und dass Du mit dem, was Du dafür erhältst, ziemlich vertraut bist. Das gleiche galt für mich für die 5-km-Distanz - recht vertraute Distanz, wenn man sie erreicht hat. **5 km entsprechen z.B. fast genau der Länge des New Yorker Central Parks** - die Fifth Avenue hoch, am Teich und am Zoo vorbei, am See und am Guggenheim Museum weiter bis nach Harlem - wenn Du eine berühmte Strecke als Vergleich nehmen möchtest.

Ich kam allerdings allmählich an einen Punkt, an dem ich zwar stolz auf das allgemeine Fitnessniveau war, das ich erreicht hatte, aber mir wurde auch klar, dass ich bald zu einer Weggabelung kommen würde: einer Kreuzung mit zwei Verkehrszeichen:

• Cardio / Keine weiteren Erfolge (geradeaus weiter)

• Was bringt das alles überhaupt (nächste Ausfahrt raus).

Der eine Weg hielt mich auf meiner aktuellen Spur, ging aber an meinem eigentlichen Ziel vorbei, als wäre es eine Touristenattraktion in der Ferne. Der andere verleitete mich dazu, aufzugeben und Überzeugungen zuzustimmen wie "Ich weiß nicht, warum ich dachte, dass es helfen würde" und "Ich habe dir gesagt, dass es sowieso nicht für dich funktioniert".

Wer hatte gesagt, dass ich auf meinem Weg nur diese beiden Möglichkeiten zur Auswahl hatte? Stell Dir dieses Bild vor: Ein einzelner Schritt in eine neue Richtung kann einen neuen Weg starten und einen Pfad erschaffen, wenn er wiederholt gegangen wird. Ein paar Grashalme umknicken und meinen eigenen neuen Weg in Richtung Fortschritt gehen - ich war bereit dafür und offen für neue Optionen.

Während ich ‚an einem neuen Ich arbeitete‘, befand ich mich erst 5 Monate in dem Prozess der Änderung meines Lebensstils durch regelmäßige Cardio-Workouts. Aber mir wurde langsam klar, dass es an der Zeit war, meine Motivation zu steigern, schnellere Ergebnisse zu erzielen und ein helleres Licht am Ende des Tunnels zu sehen.

Tatsächlich **war ich offen für Ratschläge zu für mich idealen Fitnessprogrammen.** Ratschläge, die ich von den Profis in einem Fitnessstudio erhalten habe, die ihren Rat auf die von mir ausgedrückten Bedürfnisse und Ziele gestützt haben. Mein Programm kann folgendermaßen zusammengefasst werden:

- Gewichtheben erhöht die Muskelmasse, was die Fettverbrennung des Körpers erhöht.

- Gewichte machen mich nicht unbedingt zu einem Bodybuilder mit einem Hulk-Körper, können mich aber definierter und insgesamt gesünder aussehen lassen.

- Das Fitnessstudio kann mir dabei helfen, effektivere Ergebnisse bei meinem Fortschritt zu sehen.

All das hat mich dazu gebracht, ein neues Kapitel zu beginnen: Ich ging zu einem Beratungsgespräch, erhielt einen Gästeausweis für eine Probezeit und im Mai 2018 habe ich mich für eine feste Mitgliedschaft im Fitnessstudio angemeldet.

5 Erkenntnisse aus diesem Kapitel:

1. Joggen ist ein ziemlich preiswerter Weg, um zu starten.

2. Du kannst fast überall laufen gehen - also keine Ausreden. 😬

3. Gewichtheben führt jedoch zu schnelleren Ergebnissen bei der Fettverbrennung.

4. Nicht jeder wird automatisch zum Hulk oder Schwarzenegger.

5. Das Fitnessstudio war viel passender für meine Bedürfnisse und mein Gesamtziel.

5. PERSONAL TRAINER: Externe Hilfe einholen für beste Ergebnisse

Hier ein Gedanke: Warum haben erfolgreiche Unternehmen eigentlich immer noch Unternehmensberater vor Ort jede Woche? Haben sie bereits rückläufige Zahlen und versuchen mit allen Mitteln, nicht bankrott zu gehen? Oder passen sie sich stattdessen den aktuellen Marktveränderungen an und lassen eine äußere Sicht auf ihre Prozesse und Strategien zu, die sie selbst so nicht sehen würden, wenn sie „in den Spiegel schauen"?

Ich ging genauso vor, nachdem ich meine ersten regulären Trainingseinheiten beendet hatte. Ich konnte von einigen Trainingsgeräten aus in den Spiegel schauen oder Fitness-Idole in ihren Videos und Stories beobachten, wie sie ihre Workouts machten. Aber mir wurde klar, dass mir immer **kleine Fehler unterlaufen** konnten, die letztendlich dazu führen konnten, **dass ich es völlig falsch mache** - und im schlimmsten Fall mehr Schaden als Nutzen anrichten würden, im besten Fall mich nur einige Schritte zurückwarfen.

Ich entschied daher, dass es für mein Gesamtziel (und mein Budget) besser sein würde, von Zeit zu Zeit externe Hilfe zu erhalten, **um ein professionelles und ehrliches Feedback** zu meinen Trainingseinheiten zu erhalten. Etwas, das ein Fitness-Kumpel wahrscheinlich mal übersehen würde, wenn er/sie es ggf. selbst nicht besser weiß oder nicht riskieren möchte, Deine Gefühle zu verletzen. Es entstünden natürlich Kosten, eine halbe oder ganze Stunde Personal Training zu buchen - aber wenn mich falsche Workouts vom Plan abbringen würden, mit der Konsequenz, dass ich etwa ein halbes Jahr länger Zeit benötigte, um mein Ziel zu erreichen, dann wären Personal Trainings eine langfristig bessere Investition für mich.

Rückblickend muss ich zugeben, dass dies die richtige Entscheidung für mich war: Ich wurde früh genug korrigiert, bevor ich in schlechte Routinen verfiel, und ich erhielt regelmäßig tiefgehende Körper-Analysen meines Fortschritts bei wichtigen Indizes, wie z. B. meinem Muskelgewichts-Anteil. meinem Body Mass Index (BMI) sowie dem Körperfett-Anteil. **Darüber hinaus hat es mir geholfen, meine Motivation und mein Bestreben nach Fortschritt enorm zu steigern.** Und es blieb fortan ein wichtiger Bestandteil meines gesunden Lebensstils, da ich nach besten Ergebnissen streben wollte, nicht nur nach durchschnittlichen.

5 Erkenntnisse aus diesem Kapitel:

1. Professionelles und ehrliches Feedback vermeidet Fehler in Deinem Training.

2. Freunde können solche Dinge übersehen, die Profis sollten es nicht.

3. Personal Trainings haben mich bei meinem Fortschritt „auf Spur" gehalten.

4. Die regelmäßige Analyse meiner Körperindizes hat mich motiviert.

5. Durch all ihr Fachwissen können Personal Trainer zu Deinen „professionellen Kumpels" werden.

6. KALORIEN ZÄHLEN: Bewusstsein dafür, was ich tatsächlich esse

Ob es darum ging, Punkte zu zählen (mit denen ich in den frühen Tagen angefangen habe) oder Kalorien zu addieren (woran ich mich danach gehalten habe und was ich immer noch tue), um eine Diät in mein Leben zu integrieren musste ich mir zuerst richtig bewusst werden, was ich tatsächlich in meinem Alltag so esse. Was waren meine Gewohnheiten? Welche Portionsgrößen aß ich? Und ob die Lebensmittel-Mischung über den ganzen Tag so war, dass ein Ernährungsberater oder Personal Trainer mir empfehlen würde, sie zu ändern, oder ob alles bereits in Ordnung war.

Drei mal darfst Du raten: **Ich war mir meiner Ess- und Ernährungsgewohnheiten NICHT voll bewusst.** Obwohl ich während meiner Kochlehre viel darüber gelernt hatte, obwohl ich in der Basketballmannschaft war und mit meinem Fahrrad überall in der Stadt hingefahren war, hätte ich mir zunächst darüber mehr im Klaren sein müssen. Aber diese Tage waren in meiner Jugend, als mein Stoffwechsel noch nicht der eines Erwachsenen war, als die Arbeitstage und das Berufsleben gerade erst begonnen hatten und ich in einer städtischen Kleinstadt lebte, verglichen mit einer Großstadt heutzutage.

Ich hatte von dem Konzept gehört, dass durchschnittliche Männer ca. 2500 kcal pro Tag essen sollten, als grober Richtwert, bei Frauen etwas weniger. Aber hey, als ich mich umsah, war doch jeder Typ anders, also konnten 2500 Kalorien doch nicht die genaue Zahl für mich sein, oder? **Ich war neugierig auf meine eigene Kalorienzufuhr** und ob sie durchschnittlich oder nicht war - und ich begann damit, sie regelmäßig zu erfassen.

Die erste Hürde, die ich überwinden musste, bestand darin, mir der Absichten der Lebensmittelindustrie bewusst zu werden, welche gesunde Werbung wahr war und welche mich irreführte. Das Auffinden von Lebensmitteln in Supermarktgängen, die „fettarm" oder „fettfrei" waren, stimmte vom Marketing her meistens. ‚Weniger Fett' oder ‚weniger Fett als das Originalprodukt' wich aber manchmal von meinen Erwartungen ab - 2,4 Gramm Fett in leichtem Käse gegenüber 4,8 Gramm in der normalen Version waren das, wonach ich suchte (entspricht -50% Fett und -30% kcal). Weniger Fett, aber MEHR Kalorien als das Original, das wollte ich eigentlich nicht finden, musste aber sehr schnell dazu lernen. Wenn weniger Fett mehr Zucker bedeutete - glaub mir, es gibt solche Produkte in den Supermärkten - **dann war es an der Zeit,** die auf den Etiketten aufgedruckten **Zutaten und Nährwertangaben genauer zu betrachten**. Wenn das angeblich „gesündere" Produkt zudem noch teurer war als das Original, war es jetzt an der Zeit für mich, meine Einkaufs- und Essgewohnheiten noch mehr zu überdenken.

Es würde zu deutlich längeren Einkaufstouren führen, vielleicht würde ich anderen Kunden beim Lesen von Etiketten und beim Vergleichen von Produkten mal im Weg stehen - anstatt die Produkte einfach in den Einkaufswagen zu legen und zum nächsten Gang zu fahren ... **aber es musste sich für mich lohnen!**

Während ich die Kalorien aller Lebensmittel oder Snacks, die ich aß oder trank, erfasste wurde mir langsam bewusst, dass nicht alles davon wirklich von meinem Körper benötigt wurde. Dass es Essen gab, das ich gut hätte reduzieren oder weglassen können. Das ich manchmal nicht aus Hunger, sondern aus purem Vergnügen, manchmal aus vorheriger Konditionierung gegessen hatte.

Lass uns mal das Frühstück anschauen: Als ich nach München gezogen war, hatte ich die bisher am besten schmeckenden Brezn/Brezeln gefunden. Ich hatte es geliebt, eine warme Brezn frisch aus dem Ofen der Bäckerei zu essen, und ich hatte mir jeden Tag vor der Arbeit eine gekauft. Schon bald stieg ich auf die berühmte Butterbrezn um (halbiert, mit Butter bestrichen und mit Schnittlauch garniert). Möchtest Du direkt die Kalorienaufnahme erfahren? Brezn = 300 kcal (100 Gramm) und Butterbrezn = 360 kcal. Okay, das sind nur 15 % eines Tageslimits von 2500 kcal, aber andererseits: 15 %? Was würde das für den Rest meines Tages übrig lassen? **Und was wären kalorienarme Alternativen?** Genau das wollte ich herausfinden.

Mittagessen war als Nächstes dran: und ich meine wörtlich als Nächstes, weil oft schon kurz danach. Meine Routine war ein Büro-Start zwischen 08:00 und 09:00 Uhr, mit einem gemeinsamen Mittagessen mit meinen Kollegen in der Kantine gegen 11:30 Uhr. Immerhin kam diese nächste große Mahlzeit des Tages manchmal nur 2,5 Stunden nach dem Frühstück. Zu dieser Tageszeit war es unser Ritual, aber oft hatte ich noch gar nicht wirklich wieder Hunger. Diese Zeit mit meinen Kollegen dann halt komplett wegzulassen, war für mich keine langfristige Lösung, da es eine wertvolle Pausenzeit ist, in der man seine Kollegen privater kennenlernen und abschalten kann, indem man auch mal über nicht arbeitsbezogene Themen sprechen kann.

Indem ich meine Nahrungsaufnahme beim Mittagessen nachverfolgte, aß ich nach einer Weile kleinere Portionen, die meinem **wirklichen** Hunger entsprachen. Auf lange Sicht brachte es mich dazu, das Verhältnis auf meinem Teller anzupassen, auf 1/2 Größen des Hauptgerichts aufgefüllt mit 1/2 Teller von der Salatbar. Als Beispiel: Spaghetti Bolognese mit Parmesan = 430 kcal (250 Gramm) - ungefähr 20 % des Tageslimits. - Eine halbe Portion Nudeln und eine halbe Portion kleiner gemischter Salat ergaben in etwa nur 285 kcal (ebenfalls 250 Gramm Gesamtgewicht), was einem Drittel weniger Kalorien entspricht.

Aber das war's ja normalerweise nicht, oder wie siehst Du das? Kantinen servieren auch Desserts, oder ich hatte mir vorher beim Kauf der Brezn noch einen weiteren Artikel in der Bäckerei gekauft. Ein glasierter Donut (260 kcal), ein Schokoladenmuffin (300 kcal) oder ein französisches Croissant (360 kcal) würden mein Tageskonto mit leicht unerkannten 10-15 % mehr füllen - Mittagspause vorbei und meine Kalorien hatten bereits zwischen 1000-1100 erreicht, und dabei hatte ich noch gar keine Cappuccinos (je 80-100 kcal) oder Smoothies (125 kcal pro Flasche) mit einberechnet, was mich bei einer ehrlichen Zählung ganz leicht auf 1500 kcal gebracht hätte.

Und was war mit dem Nachmittag? Noch etwas Anti-Stress-Schokolade oder andere Büro-Süßigkeiten zu essen, waren für mich übliche Gewohnheiten - oder eine Art „automatische Gewohnheiten" ...

Langer Rede kurzer Sinn: Füge zum Abendessen noch indisches Tikka zum Mitnehmen, Salami-Pizza oder ein Burger-Menü hinzu, und die zusätzlichen Kalorien (ca. 400, 800 oder 900 kcal) brachten mich **am Tagesende auf durchschnittlich 3000-3500 Kalorien** - einschließlich der üblichen Kartoffelchips, gesalzenen Erdnüsse und anderer Sofa-Snacks, die ich in den Küchenschränken gefunden hatte. Das waren 20-40 % **mehr** als das, was für einen Mann durchschnittlich ausreichen sollte.

War das also einer der Gründe, warum ich mich in meinen Klamotten immer unwohler fühlte? Es war an der Zeit für mich selbst herauszufinden, was meine empfohlene Kalorienaufnahme war, ob die 2500 kcal für mich ideal waren oder nicht. Und die **Verwendung einer Gesundheits-App** hat mir ziemlich einfach und ohne (oder mit vergleichsweise niedrigen) Kosten geholfen.

Natürlich braucht es etwas Zeit, um die verschiedenen Lebensmittel zu wiegen oder grob zu skalieren, sie in die App einzutippen und es nicht komplett zu vergessen. Aber was ist 1 Minute nach jeder Hauptmahlzeit, ist das wirklich so lang? Du könntest das im Aufzug tun, um ehrlich zu sein. Die App kann Dich mit einem Barcode-Scanner unterstützen oder kürzlich verwendete Artikel vorschlagen, sodass Du mit der Zeit schneller wirst. Wenn Du Deine Einstellung zu diesem Tracking-Prozess änderst, wird dies für Dich keine Zeitverschwendung mehr sein - sondern Zeitinvestition, eine Investition in Deinen gesunden Lebensstil.

Möchtest Du meine früheren durchschnittlichen Tage damit vergleichen, wie ich jetzt esse? Schau mal:

<u>**Mein typischer Tag früher:**</u>

Frühstück:

Orangensaft 180 kcal

2 Kaffee mit Milch 60 kcal

2 Löffel Zucker 40 kcal

Butterbrezn 360 kcal

Mittagessen & Nachmittag:

Steak mit Kartoffeln 410 kcal

Sahnesoße 100 kcal

Apfelsaft 180 kcal

2 Kaffee mit Milch 60 kcal

Cappuccino 80 kcal

3 Löffel Zucker 60 kcal

10 Stücke Süßigkeiten 320 kcal

Abendessen & Snacks:

Frikadellen 400 kcal

Kartoffelsalat 200 kcal

4 Stücke Käse 250 kcal

Gesalzene Erdnüsse 600 kcal

Total: 3300 kcal (bei 2300 kcal Bedarf)

<u>**Mein typischer Tag jetzt:**</u>

Frühstück:

Banane 100 kcal

Whey Protein Getränk mit Milch 215 kcal

1 Kaffee mit Milch 30 kcal

Kaffee schwarz 5 kcal

Süßstoff anstelle von Zucker 0 kcal

Mittagessen & Nachmittag:

Steak mit etwas Soße 75 kcal

Gemischter Salat mit Dressing 125 kcal

1 Kaffee mit Milch 30 kcal

Kaffee schwarz 5 kcal

Cappuccino 80 kcal

Abendessen & Snacks:

Hähnchenbrust 280 kcal

Gemüse 50 kcal

Asia Soße 50 kcal

Mandeln 180 kcal

Konjak Glasnudeln 20 kcal

2 Stücke Light-Käse 80 kcal

Karotten 40 kcal

Pomelo Frucht 30 kcal

Whey Protein Getränk mit Milch 215 kcal

Total: 1800 kcal (bei 2300 kcal Bedarf)

Bitte beachte: *Dies spiegelt nur einige meiner eigenen Essgewohnheiten wider, um zu veranschaulichen, welche Veränderungen ich auf meinem Weg erfahren habe. Mein täglicher Bedarf von 2300 kcal sowie das Essen, das ich gegessen habe, sind keine Blaupausen für Deine perfekte Ernährung!*

Sich der Auswirkungen meiner Nahrungsaufnahme über den Tag hinweg bewusst zu sein und wie viele freie Kalorien ich für kleine „Cheat"-Portionen oder Kohlenhydrat-Beilagen übrig hatte - das war einer der großen Gewinne in meinem Prozess hin zu einem neuen Ich.

5 Erkenntnisse aus diesem Kapitel:

1. Zu wissen, was ich gegessen hatte, war eine wichtige Grundlage für meine Veränderung.

2. Durch den Vergleich von Nährwertangaben kannst Du die „falschen" Gesundheitsprodukte von wirklich gesunden Produkten unterscheiden.

3. Die Reduzierung der Kalorienaufnahme hat viel mit der Änderung von Gewohnheiten zu tun.

4. Das Tracking mit einer Gesundheits-App war der Schlüssel zu meinem Fortschritt.

5. Die Investition in die Tracking-Zeit war eine Investition in mich selbst.

7. ERNÄHRUNGSBERATUNG: Externe Motivation für die Diät einholen

Mit der Zeit wurde mir viel bewusster, wie viel Essen oder welche Lebensmittelmischung meinen Diätprozess unterstützte. Welches Wissen mir jedoch noch fehlte, wurde klarer, als ich von außenstehenden Personen einen tieferen Einblick in meine Tracking-App erhielt. Als ich meinen Makronährstoff-Mix an meinen aktuellen Trainingsplan angepasst bekam. Als meine Nahrungsaufnahme analysiert wurde und ich Empfehlungen erhielt, wie ich einige Lebensmittel mit kalorienarmen Alternativen oder proteinreichen Zutaten ergänzen könnte.

Der erste Schritt bestand darin, meinen Makromix zu ändern: Mein Trainingsplan zielte darauf ab, Muskeln aufzubauen und damit Körperfett zu verlieren. Daher lernte ich, dass sich die Muskeln erholen und schneller aufbauen, wenn eine bestimmte Menge an Proteinen gegessen wird. Meine Mischung aus 40 % Kohlenhydraten + 33 % Proteinen + 27 % Fett (basierend auf der Grammaufnahme und automatisch über die App im Rahmen eines „Low Carb"-Plans eingerichtet) wurde auf 40 % Kohlenhydrate + 40 % Proteine + 20 % Fett angepasst . Die Kalorienaufnahme blieb identisch, aber der Fokus verlagerte sich auf mehr Protein und weniger Fett.

Was in der Tracking-App sofort gut aussah, war im wirklichen Leben jedoch eine kleine Herausforderung. Ich wusste, dass ich Protein in großen Packungen kaufen konnte - viele Anzeigen erschienen inzwischen in meinen Social-Media-Feeds -, aber für mich war das etwas für die Profis, für Bodybuilder, für diejenigen, die Wettbewerbe machten. Aber ich? Ich wollte doch nur abnehmen und ein bisschen definiertere Muskeln bekommen? Wie könnte ich so viel Proteine pro Tag essen, während ich auch Spaß daran hatte, es zu essen? **Nach allem, was ich wusste:** Ein Hühnerei (mittelgroß) enthält 7 Gramm Eiweiß, mein neues Tagesziel waren 140 Gramm. In meinem Kopf verglich ich dieses Ziel also damit, Tag für Tag 20 Eier essen zu müssen. Das klang extrem langweilig und machte doch keinen Spaß! Und 20 Eier rein in Pulvergetränke umzuwandeln, klang auch nicht besser. Es musste andere Lebensmittel geben, die die Fitnessfamilie aß, aber irgendwie hatte mein Verstand eine Blockade und dachte immer zuerst an die 20 Eier.

‚Frag direkt den Profi' war die Lösung, sagte ich mir! Was hatte ich zu verlieren? Als ich also das nächste Mal ein Personal Training hatte, fragte ich meinen Trainer direkt, WAS ER Aß, um sein Proteinziel zu erreichen - und hoffte, dass es keine Eier, Eiweiß-Rühreier oder Whey Pulver als solche waren. 😌 Echtes Feedback war das, woran ich mehr glauben würde als nur an theoretisches, weil der Trainer damals ja nicht so viel lügen konnte. In Sportkleidung konnte er seine eigenen Ergebnisse oder Fortschritte nicht verbergen - es sei denn, er befand sich in einer Massephase mit der Absicht, an Gewicht zuzunehmen, was meiner Phase entgegenstehen würde. Trotzdem war es echtes Feedback, sich gegenüberstehend, Auge in Auge ... man lügt in solchen Situationen weniger offensichtlich, oder?

Und so bekam ich meine Antworten direkt vom Fachmann, alles echte und persönliche Ernährungsempfehlungen wie „Nach der Arbeit koche ich gerne eine **Hähnchenbrust** mit einem kleinen Salat und **Hüttenkäse**" oder „Ich hab immer **Skyr** im Kühlschrank ...". Durch diese Infos aus erster Hand wurde mir klar, dass mein Kopf bereits anfing, die Blockade aufzulösen und sich zu öffnen. Hüttenkäse kannte ich schon, aber **ich war neugierig auf Skyr**.

Bei beiden wurde mir jedoch klar, dass ich neue leckere Lebensmittel gefunden hatte, die enorm mehr Protein als Eier enthielten: Ein kleiner Becher Hüttenkäse (200 Gramm) enthält 24 Gramm Proteine, ein halber Becher natürlicher Skyr (250 Gramm) enthält 27 Gramm. Das waren die Äquivalente von 3-4 Eiern oder 3-4 Portionen (250 Gramm Portionen) fettarmen Joghurts. Skyr war so viel besser als Joghurt - wer würde denn ein ganzes Kilo Joghurt essen, wurde mir schnell klar? Allein diese beiden in einen Tag einzubauen (z. B. Skyr zum Frühstück und Hüttenkäse als Nachmittagssnack) würde bereits fast 50 meines 140 Gramm Proteinziels ausmachen und **somit die anfängliche „Proteinhürde" erheblich verringern**, um das Tagesziel zu erreichen.

Ein paar Wochen später war ich richtig stolz darauf, regelmäßig viele empfohlene Eiweißnahrungsmittel auf meiner Einkaufsliste zu haben, und dass ich sie wirklich gerne aß, weil ich ihren Geschmack mochte. **Aber mein Trainer hat mich zu diesem Zeitpunkt immer noch korrigiert.** Er wollte, dass ich mich VOLLSTÄNDIG öffne und **das volle Potenzial sehe**. Warum? Weil mein Fokus darauf lag, innerhalb meines gesamten Kalorienlimits zu bleiben, aber meine erste Priorität war, **nicht das Kohlenhydrat-Limit zu überschreiten**. Um die besten Ergebnisse für meinen Muskelaufbau zu erzielen, musste ich **meine Priorität darauf verlagern, zuerst meine Proteine aufzufüllen** und währenddessen die Gesamtkalorien-Grenze im Auge zu behalten. Eine ziemlich große Änderung meiner Einstellung war hier nötig, aber nach einer Weile wurde mir klar, dass es möglich war, sie in meine Ernährung aufzunehmen. Ich habe meine persönlichen Kampagnen-Slogans festgelegt, mit "PROTEINE ZUERST" und "JA ICH KANN DAS", um mir auf dem Weg immer wieder etwas zu visualisieren und mich ständig daran zu erinnern. Und mit diesem neuen Fokus begann ich, sowohl im Supermarkt als auch in unserer Kantine **mehr proteinreiche Lebensmittel zu finden**:

- Der Supermarkt bot bereits eine ganze Reihe von Produkten an, die ich vorher ignoriert hatte. Aber als ich es mir zur Gewohnheit machte, mir die Nährwerttabellen genauer anzusehen, fand ich viele neue leckere Lebensmittel, die den Weg auf meinen Teller finden konnten.

- Und in der Kantine fand ich Dinge, die ich kombinieren, mehr von essen oder den Köchen Feedback geben konnte, um sie auf eine Wunschliste zu setzen - während ich immer noch einen vollen und abwechslungsreichen Teller zum Mittagessen hatte, ohne das Gefühl, auf irgendetwas verzichten zu müssen oder zu früh danach wieder hungrig zu werden.

Seitdem ich mich für **meine „Proteine zuerst Kampagne"** öffnete, speicherte ich immer mehr Rezepte ab, die mich in den sozialen Medien inspirierten. Von Beiträgen und Stories von interessanten Rezepten mit hohem Proteingehalt machte ich Screenshots und fügte sie in ein neues Fotoalbum auf meinem Handy hinzu. Und als ich die Einkaufsliste für die nächsten Tage oder das Wochenende plante, schaute ich diese Inspirationen durch, um sie selbst auszuprobieren. Solche Food Stories aus erster Hand von Leuten aus der Fitnessfamilie haben mich mehr inspiriert, als Bücher über Ernährungstheorie - aber ich war trotzdem immer noch auf meinem Weg und wer sagte, dass die Dinge so bleiben mussten, wie sie waren?

Nach einer Weile führte dieser schon recht persönliche Einblick auf einige meiner Fitness-Vorbilder zu einer nächsten Stufe während meines Fortschritts: **Ich meldete mich für eine professionelle Ernährungsberatung an**, quasi als Upgrade zu meinem aktuellen Lebensstil. Warum? Ich wollte täglich direktes Feedback zu meiner Nahrungsaufnahme erhalten, solange sie noch frisch in meinem Kopf war; darüber, wie ich mich anpassen und jeden Tag weiter verbessern könnte; wie ich kleine Änderungen vornehmen könnte, bevor sie sich als falsche Gewohnheit manifestieren würden; wie ich einige Lebensmittel mit kalorienarmen Alternativen austauschen könnte; wie diese durch andere ersetzt werden könnten, wenn sie mir doch nicht so gut schmeckten; und dass ich personalisierte Rezepte bekommen könnte, die auf meinem Geschmack (und meinen Nahrungsmittelallergien) basierten.

Ich muss zugeben, dass diese Wochen (im Juli 2019) einige der bisher herausforderndsten und auch konzentriertesten waren. Aber am Ende habe ich neue Zwischenziele erreicht, in meinem Fall ohne großes Hungergefühl und mit viel Spaß und Essensvielfalt. Sie waren wirklich lohnenswert mit Blick auf meine Körperindizes, **was ich alles erreichen konnte!** Dieses professionelle Coaching bildete die Grundlage für alle meine zukünftigen Fokus-Phasen, da ich wusste, dass ich mich noch weiterentwickeln wollte. Und dass ich Zeiten zu überwinden hatte, in denen ich auch mal nicht so erfolgreich sein würde, Zeiten ohne Fortschritt.

Welche neuen Lebensmittel nehme ich also heutzutage noch regelmäßig in meine Ernährung hinein?

- Konjak Glasnudeln (Low Carb),
- Kichererbsen und Linsen,
- Hüttenkäse,
- Eis mit Protein,
- Protein Whey Pulver Shakes,
- Skyr,
- Thunfisch in Wasser,
- Zoodles (Low Carb Zucchini Nudeln).

5 Erkenntnisse aus diesem Kapitel:

1. Zu wissen, woraus mein Essen besteht, war eine weitere wichtige Grundlage für meine Transformation.

2. Die "Proteine zuerst" Kampagne hat mir geholfen, mich zu fokussieren.

3. Das Ersetzen von Lebensmitteln ist gar nicht so schwierig, aber Profis können Dir den Weg weisen.

4. Für neue Lebensmittel offen zu sein, wird Deine Ernährung auf lange Sicht verändern.

5. Vertraue und frage die Profis, dafür sind sie da.

8. DEN SPASS BEHALTEN: Lerne, wie Du auch mit Pizza & Co. Fortschritte machen kannst

Viele Diäten scheitern oder werden vorzeitig abgebrochen, weil das Essen, an das wir gewöhnt sind, eingeschränkt erlaubt oder völlig verboten ist. Wenn es sich um Lebensmittel handelt, an die ich mich seit meiner Kindheit erinnere und die ich liebe, fällt es mir noch schwerer, sie von meiner Einkaufsliste zu streichen. Versuch mal, an Essen zu denken, nach dem Du Dich wirklich sehnst - meine sind z.B. Lakritz, Pralinen, Pommes Frites und Gouda. Ich kann leicht viel mehr davon essen, als ich sollte, hauptsächlich weil mein Gehirn einige Essgewohnheiten aus meiner Kindheit gespeichert hat - aber um ehrlich zu sein, als ich jugendlich war brauchte mein Körper natürlich viel mehr Kalorien, weil ich ja noch im Wachstumsprozess hin zu einem Erwachsenen war. **Aber es waren eben Gewohnheiten, die ich auch als Erwachsener immer noch hatte.** Wenn es sich um kleine Portionen oder Mini-Größen der ursprünglichen Schokoriegel handelte, konnte ich bei weitem leicht mehr als die entsprechende normale Riegelgröße essen. Oder wenn ich ein komplettes Stück Käse im Kühlschrank fand (ihr kennt diese typische Gouda-Ecke aus deutschen Discountern), war ich versucht, mindestens die Hälfte dieses Käseblocks (250 Gramm) einfach so zu verputzen, ohne etwas anderem dazu. (Okay, vielleicht mit Senf, ich geb's zu.)

Bei meinem heutigen veränderten Stoffwechsel **musste ich meinem Körper einen anderen Ansatz antrainieren**: Den Heißhunger auf Lebensmittel mit kleiner Dosis zu bedienen würde immer noch mein „Verlangen nach Süßem" oder den „Drang nach etwas Herzhaftem" befriedigen - das war die Idee, die in meinem Kopf heranwuchs und die sich im Laufe der Zeit manifestieren musste. Es sollte nicht unbedingt eine „Friss-die-Hälfte-Diät" für alles oder jeden Teller sein; ich wollte dieses Konzept lieber besonders auf jene „bösen" Kohlenhydrate und Zucker anwenden, die irgendwie auf meiner einen Schulter saßen, zusammen mit diesem kleinen Teufelchen, das immer wiederholte: „Iss alles, komm schon, du verdienst alles für dich alleine".

Musste ich wirklich alles alleine essen? Oder konnte mir **ein Ansatz, bei dem ich meine Portion teile**, dabei helfen, den Spaß am Diäthalten aufrecht erhalten, und ich auf diese Weise mit Pizza, Burgern, Pommes Frites und Co weiter befreundet bleiben konnte? Lass mich Dir ganz praktisch veranschaulichen, wie ich dies umgesetzt habe, entweder wenn ich abends alleine oder mit jemand Anderem zusammen aß:

- 1 kleiner Salat + Chicken Nuggets **vs**. 1 komplettes Burger Menu mit Fritten,
- 1 kleine Pizza + Karotten und Gurken-Sticks mit Dip **vs**. Medium/Große Pizza + nichts,

- 1/2 Medium Pizza + jeder 1 kleiner Salat **vs**. 1 Medium/Große Pizza für jeden von uns,

- 1/2 Burger Menu mit Wedges (Burger mit dem Messer geteilt) **vs**. 1 ganzes Menu,

- Nur 1 Stück Käse (den Rest zurück in den Kühlschrank) **vs**. Den ganzen Käse raustun,

- Nur eine Portion Kartoffelchips **vs**. Die ganze Rolle Chips,

- Erdnüsse umgefüllt in eine kleine Schüssel **vs**. Die Erdnuss-Dose/-Tüte mit auf's Sofa.

Hatte ich hier etwas Unmögliches getan? Hätte ich einen Burger auf gar keinen Fall in zwei Hälften schneiden dürfen? **Ging ich zu weit** oder war ich bereits auf dem richtigen Weg, auf dem Weg zu einer besseren Denkweise? War dies ein notwendiger nächster Schritt für meinen Fortschritt? Einer, der mich am Dranbleiben hielt, mir Spaß machte und mich noch weiter auf dem Weg zu meinem Gesamtziel hielt?

Ich hab nie gesagt, dass es einfach würde, und ich kann Dir sagen, wie sehr ich mich nach viel größeren Portionen gesehnt hatte, einfach alles auf einmal weg zu futtern, glaub mir! Aber selbst wenn ich mich darauf beschränken würde, die sogenannten „Cheat Meals" nur einmal pro Woche zu essen - ich wollte sie lieber mehr als nur an einem „Cheat Day" von sieben Wochentagen essen, ich wollte sie stattdessen als reguläre Belohnungen („Treat Meals") genießen.

Die größte Hürde, mit der ich oft konfrontiert war, war meine Versuchung aufzugeben: „Diese eine Pizza wird meine Ernährung nicht ruinieren" … „Dieses eine XL-Burger-Menü schadet meinem Fortschritt doch nicht"… „Dieses Hähnchen Tikka Masala mit Basmatireis wird schon in Ordnung sein - den Rest der Woche werde ich mich ja gesund ernähren."… „Okay, ab morgen werde ich mich gesund ernähren."… „Hey, es ist Freitagabend, das Wochenende wird mein Diätwochenende sein."… Kannst Du Dir vorstellen, wie schnell ich von meiner neu begonnenen Routine in diese alte Routine zurück fallen konnte? Die, bei der ich mir nicht bewusst war, was ich gegessen hatte, wie viel ich zu mir genommen hatte und welchen Einfluss dieser Lebensstil hatte? Die Routine, gegen die ich zuvor einen Vertrag mit mir selbst geschlossen hatte, den ich nicht vorzeitig kündigen durfte.

Ich gebe zu, dass meine neuen Essgewohnheiten anders und schwierig anzupassen waren. Sie verlangten von mir ständige und konsequente Disziplin. Ich war hier wirklich mein größter Feind! **Aber durch sie habe ich den Spaß am Essen beibehalten - ohne komplett auf Pizza & Co zu verzichten.**

5 Erkenntnisse aus diesem Kapitel:

1. Kein Essen sollte gestrichen oder völlig verboten werden.

2. Kleine Portionsgrößen Deiner Lieblings-Heißhunger-Gerichte sind in Ordnung.

3. Eine Pizza allein ruiniert Deine Ernährung nicht - eine pro Tag ist da etwas anderes.

4. Mach kleine Belohnungen („Treat Meals"), anstatt komplette „Cheat Meals".

5. Kein großes Verlangen bedeutet auch keinen extremen Jojo-Effekt im Nachgang.

9. HASHTAGS: Finde und erschaffe Dir Deine Motivation

Hashtags sind für mich nicht nur dazu da, dass meine Posts und Stories auf Insta oder Facebook gefunden werden können, sondern sie sind auch **eine kleine Dosis Motivation**, mit der ich mich und meinen aktuellen Fokus ausdrücken kann. Und sie erinnern mich auch immer wieder daran, welche kleinen Ziele das große Gesamtziel ausmachen.

Hier ist meine (nie vollständige und sich ständig weiterentwickelnde) Liste von Hashtags, die in meiner Notizen-App zur schnellen Verwendung und Referenz gespeichert sind:

#weilesdraufankommtfürwenduesmachst

#besteversionvonmir

#besseralsgestern

#disziplin

#schwierigestrassenführenzuwunderschönenzielen

#nichtaufhörenbevordustolzbist

#fitfam

#informkommen

#goodvibes

#healthylifestyle

#justdoit

#duweisstdukannstes

#machdichselbstzurpriorität

#mindset

#motivation

#selbstmotivation

#keineausreden

#nurwollenreichtnicht

#dranbleiben

#wenigerwünschenmehrmachen

#strandfigurenwerdenimwintergemacht

#teamfit

#zweitagehintereinander

#workingonanewme

5 Erkenntnisse aus diesem Kapitel:

1. Motiviere Dich durch Lieblingsausdrücke, die Dich inspirieren.

2. Verwende inspirierende Wörter und Sätze, um andere in sozialen Medien zu motivieren.

3. Abonniere Hashtags, um Verbindung zu Leuten mit gleichen Interessen herzustellen.

4. Wiederholen von Wörtern und Phrasen kann Dir helfen, Dich besser zu konzentrieren.

5. Ermutigende Sätze erinnern an die kleinen Ziele in Richtung Deines Gesamtziels.

10. VERBREITE DIE NACHRICHT: Erzähle anderen von Deinen Ergebnissen

Kommunikationstrainer werden Dir dies sagen, und Du hast es möglicherweise schon im Büro erlebt: **Tu Gutes und sprich darüber**, und Du wirst wahrscheinlich mehr Anerkennung, mehr Interaktion und mehr Wertschätzung von Deinen Kollegen und Vorgesetzten erhalten.

Während meines Fitness-Wegs wollte ich genau das bekommen, um weiterzumachen. Ich brauchte ein bisschen „gut gemacht" nach einem Training oder ein motivierendes 💪, 💯 oder 🙌 als **virtuelle Unterstützung** durch Follower. Nicht jedes Mal - denk daran, ich wollte mich nicht in ein Vollzeit-Fitnessmodell verwandeln -, aber ich wollte auch nicht, dass es unbemerkt bleibt.

Ein **„off line" leicht zu erkennender Gegenstand** war die Sporttasche: Wenn Du sie zur Arbeit bringst (und zuvor keine Laptoptasche, Umhängetasche oder etwas anderes in der Hand hattest), fällst Du sicher auf. Einige werden interagieren und fragen, ob Du nach der Arbeit ins Fitnessstudio gehen wirst, andere werden sogar fragen, seit wann Du Sport treibst ... und natürlich könntest Du auf dem Weg zum nahe gelegenen Bürogebäude leicht auch einen Kunden treffen, der ebenfalls eine Sporttasche trägt. Und diese Interaktion zu einem Smalltalk über Sport an einem Tag könnte dazu beitragen, während der nächsten Kaffeepause, des Kantinenessens oder des Kundentermins ein gemeinsames Thema zu finden. Oder es kann sogar zur Gründung neuer Laufgruppen, Anmeldung zum Business Lauf oder zum Start einer Gesundheitsbewegung innerhalb des Unternehmens führen.

Wann hast Du das letzte Mal jemandem ein echtes Kompliment gemacht? Und wie hast Du Dich danach selbst gefühlt? Hat es auch Deine eigene Haltung geändert? Hat es auch Deinen eigenen Tag belebt? War Dein Kompliment ansteckend und hast Du als Gegenleistung auch ein echtes erhalten? **Wertschätzung motiviert Dich und hält Dich motiviert - sie kann eine Denkweise schaffen, die Dir Deine Erfolge erleichtert.**

5 Erkenntnisse aus diesem Kapitel:

1. Versteck Deine Ergebnisse, erreichte Miniziele oder Erfolgsgeschichten nicht.

2. Wertschätzung wird Dich motivieren, auch virtuell von Fremden.

3. Anderen echte Komplimente zu machen, kann zu motivierenden Reaktionen führen.

4. Offline-Interaktion zu gegenseitigen Sportthemen kann Verschiedenstes auslösen.

5. Tu Gutes und sprich darüber, wenn Du Deine Bemühungen bemerkt haben willst..

11. BEREIT, NOCH WEITER ZU GEHEN: Lass Deine Ergebnisse gegen Dich verwenden

Ich bin ein Typ, der gerne redet und sich unterhält, deshalb muss ich während eines einstündigen Personal Fitness-Trainings auch ein bisschen Smalltalk machen. Und wie bei meinen Mitarbeitern und Kunden verstecke ich auch einige meiner persönlichen Erfahrungen nicht vor meinem Trainer. Dazu gehören positive Erfahrungen wie das Erreichen von (Mini-) Zielen, schlechte Gewohnheiten, die ich mir noch nicht abgewöhnt hatte, sowie geänderte Gewohnheiten oder neu begonnene Dinge.

Was ist, wenn Dein Trainer möchte, dass Du ein bisschen mehr als sonst tust, immer um Deine Grenzen ein Stückchen mehr zu überschreiten - wissend, dass Du es schaffst und es Dir nicht schaden wird? Nun, er / sie **bringt Dich dazu, noch ein Stück weiter zu gehen**. Wenn Du also wirklich stolz auf etwas bist, das Du erreicht oder geändert hast, wird er / sie dies anerkennen und Dich natürlich loben - und anschließend **Deine Leistung gegen Dich verwenden**! Um Dir aufzuzeigen, dass noch mehr Potenzial in Dir steckt und dass Du ganz einfach noch einen Schritt weiter gehen kannst!

Die Sache ist die: DU WEISST, DU KANNST ES! 😉

Du hast Dir schon Mühe gegeben, besser als gestern zu sein. Das bedeutet, dass Du höchstwahrscheinlich bereit bist, auch ein paar zusätzliche Anstrengungen zu unternehmen, um Dein Ziel wirklich zu erreichen. Wenn Du weißt, dass Du mehr kannst als erwartet, warum willst Du dann warten? Trainiere etwas härter, geh über die Norm hinaus und mach die Dinge einfach mal anders. Mach mehr Fortschritte und wachse über Deine ursprünglichen Ziele hinaus. Schwierige Straßen führen oft zu wunderschönen Zielen - und rate mal: Sie sind normalerweise nie überfüllt.

Wenn Du die beste Version von Dir selbst werden möchtest, gibt es zwei Regeln: weniger wünschen und mehr machen.

Für mich persönlich bedeutete dies: „Herausforderung angenommen"-Ansatz und Denkweise, und den Fortschritt wie ein Computerspiel mit mehreren Levels zu sehen:

- Meine stolzen Momente weiterhin mit meinem Personal Trainer zu teilen, egal was passierte.

- Keine Angst zu haben vor konstruktivem Feedback mit Korrekturmaßnahmen am Ende.

- Eine gute Leistung konnte immer noch auf eine sehr großartige Leistung verbessert werden.

- Es lag ganz bei mir, aus einer „großartigen" Leistung die „besten" zu machen.

- Wenn Level 1 leicht zu beenden war, dann bestimmte meine harte Arbeit, wie schnell Level 2 endete.

Willst Du einige meiner stolzen Momente wissen, aus denen im Nu neue Herausforderungen wurden?

- Ich bin einer von wenigen, die 12 Stockwerke über die Treppe vom Büro zur Kantine oder zum Kundentermin hinuntergehen. **–>** Warum nicht ab morgen die Treppe HINAUFgehen? Du brauchst keinen Treppentrainer mehr im Fitnessstudio!

- Weißt du eigentlich, wie anstrengend 12 Stockwerke hoch zu laufen ist? **–>** Warum dann nicht mit 3 Stockwerken über die Treppe beginnen und den Rest mit dem Aufzug fahren? Und im Laufe der Zeit schrittweise weitere Stockwerke hinzufügen, bis Du fit für alle zwölf bist?

- Hey, ich esse bereits weniger Zucker und mehr Protein! **–>** Warum kaufst Du im Supermarkt dann einen Markenprodukt Protein-Schokoladenpudding, der viel Protein enthält - ja - ABER fast so viel Zucker wie der normale Schokopudding der Marke?

- Okay, ich esse nicht mehr so oft diesen Proteinpudding! **–>** Warum reduzierst Du dann nicht drastisch Deinen GENERELLEN Konsum von Fertiggerichten, Take-Away Mahlzeiten und Lieferdienst-Essen?

- Nach dem letzten 6:00 Uhr Personal Training war ich viel konzentrierter im Büro und brauchte weniger / fast keine Zeit, um „mein System hochzufahren"! **–>** Warum machst Du es dann nicht zur Gewohnheit, dreimal pro Woche früh morgens ins Fitnessstudio zu gehen? Auch wenn es nur für 30-45 Minuten ist?

Du könntest nach jedem dieser Punkte ein "hmmm ..." 😄 hinzufügen - und hättest wahrscheinlich ähnliche Beispiele aus Deiner persönlichen Erfahrung zur Hand, habe ich Recht? Hast Du Dich durch diese Ratschläge danach motiviert gefühlt? Würdest Du auch zeigen wollen, dass Du das definitiv auch könntest? "**Jetzt mehr denn je!**"? Dann hast Du schon das Zeug dazu! Mach weiter, beweg Dich und bring Schwung in Dein Leben!

5 Erkenntnisse aus diesem Kapitel:

1. Sei stolz auf Deine Leistung und nimm unmittelbar danach weitere Herausforderungen an.

2. Trau Dich, noch ein Stück weiter zu gehen.

3. Such den Spaß in jeder neuen Herausforderung - neue Trainingsideen und -gewohnheiten könnten daraus resultieren.

4. Hör auf, Dir die beste Version von Dir zu wünschen - fang an, sie zu werden.

5. Zeig der Welt, dass Du es schaffen kannst! Jetzt mehr denn je!

12. TÄGLICHE DOSIS: Kleine Routinen führen zu schnelleren Fortschritten

Das Finden täglicher Routinen ist der Schlüssel zum Erfolg in vielen Bereichen und Aspekten. Kennst Du das nicht auch: Oft planst Du etwas zu tun, aber verschiebst es später, weil es zu lange dauert, ein zu großes Projekt ist, oder es zu spät am Tag ist und Du bereits zu müde bist.

Wenn Du größere Aufgaben in mehrere kleine aufteilst, kannst Du die Aufgaben leichter erledigen. Du wirst Dich häufiger erfolgreich fühlen und motiviert bleiben, dranzubleiben. „Auf Spur zu bleiben" führt somit zu einem schnelleren Fortschritt, da die Summe der vielen kleinen Schritte, die Du erreicht hast, bereits größer ist als der einmalige große Schritt, den Du ursprünglich geplant hattest.

Versuch Dich mal zu erinnern, wann Du das letzte Mal mit etwas beginnen wolltest - mit dem Rauchen aufhören, gesünder essen, mehr Sport treiben, regelmäßig Freunde und Familie anrufen - und wie lange Du die Umsetzung verschoben oder ganz aufgegeben hast.

Im Laufe der Zeit habe ich den Ansatz der täglichen Dosis - oder das Setzen von Minizielen, die man vergleichsweise schnell erreicht - auf die folgenden Dinge im Laufe eines Tages ausgedehnt:

- Podcasts

- Wirtschaftszeitungen

- Branchen-News

- Buch-Zusammenfassungen

- In professionellen Netzwerken den Kontakt halten

- Posts/Stories kommentieren

- Blog-Ideen und andere Notizen aufschreiben (auch beim Schreiben dieses Buches).

Warum habe ich vorher „im Laufe eines Tages" gesagt? Weil es die Zeit, um meine kleinen Ziele zu erreichen, nicht nur am Ende meines Arbeitstages gibt. Wenn Dein Tag nicht „wie ein Raketenstart" aus dem Bett aufstehend beginnt, **gibt es jeden Tag mehrere Zeitfenster**, in die Du einige Routinen packen könntest. Überleg mal, wie lange Du brauchst, um zu Hause Deinen ersten Kaffee zu trinken, und was genau in diese Zeitspanne passen könnte. Oder was könntest Du tun, während Du Dir die Zähne putzt, an der Bushaltestelle wartest, zur Arbeit pendelst oder die Treppe zur Kantine hinuntergehst? Dies sind nur einige Beispiele, die Du vor der Mittagszeit integrieren könntest. Gleiches gilt, wenn Du das Büro verlässt oder an einem Sonntagmorgen im Bett chillst. Wenn Du kein extremer Workaholic bist, wirst Du jeden Tag öfter mal kurz freie Zeit finden - glaub mir.

Wenn Du eine digitale Person bist, such Dir eine Smartphone-App zur Unterstützung. Auf diese Weise hast Du es jederzeit zur Hand, da das Telefon ohnehin das am häufigsten verwendete Gerät ist. 😌 Um Deine Routinen nicht länger aufzuschieben, **platziere alle diese Apps auf Deinem Hauptbildschirm**. Auf diese Weise wirst Du eher vom Logo der App erinnert, wenn Du gerade „normale" Dinge machst, wie das Lesen einer Nachricht, das Abrufen Deiner E-Mails oder das Updaten von Apps.

Hat mir dieser kleine Routineansatz auch bei meinen Fitnesszielen geholfen? Was schätzt Du? Aber natürlich tat es das, und es gab mir die nötige Selbstmotivation, um noch weiter zu kommen. Wie?

- Beginnend mit 3 km Läufen, die auf 4, 6 und dann 8 km verlängert wurden, bevor ich wusste, dass ich mich problemlos für den 10 km Business Lauf anmelden konnte. Um dann meine Trainingsrunde nach 15 km zu beenden, als die Erschöpfung mein tatsächliches Maximum erreicht hatte und ich mein ursprüngliches Ziel bei weitem übertraf.

- Mit 3 Stockwerken treppauf gehen und ab dort mit dem Aufzug in den 12. Stock fahren, und dies nach und nach um ein Stockwerk erhöhen. Bis ich die 12 Etagen auf einmal geschafft hatte, ohne mich danach in einem Bett auszuruhen zu müssen.

- Verfolgung eines Kaloriendefizits von 300-500 kcal pro Tag, um nach und nach ca. 300-500 Gramm Körpergewicht pro Woche zu verlieren - anstatt unmögliche 10 Kilo runter in nur einem Monat, in 10 Tagen oder einem anderen typischen Diätzeitraum, den man normalerweise in Anzeigen oder Zeitschriften findet, schaffen zu wollen.

Ich bin mir sicher, dass Du wahrscheinlich gerade schon an ein paar Dinge denkst, die Du selber einfach ab morgen beginnen könntest, oder? 😎 Dann mach weiter und leg los - **bzw.: Beginne noch heute!**

Optional: Teile Deine Erfolgsgeschichten oder Posts mit mir, indem Du mich markierst (@hanjokoch).

5 Erkenntnisse aus diesem Kapitel:

1. Teile Dein Gesamtziel in mehrere Miniziele auf.

2. Die Summe vieler kleiner Schritte ist nicht so anstrengend wie der Versuch, sofort einen riesigen Schritt zu machen.

3. Bestimme kurze Zeitfenster im Laufe des Tages, die Du zuvor anders verwendet hast.

4. Erreiche Mini-Ziele in verschiedenen Lebensbereichen, in denen Du Fortschritte machen möchtest.

5. Hol Dir digitalen Support durch Apps und behalte sie auf dem Hauptbildschirm im Blick.

13. BRICH MIT DER ROUTINE: Plane, ein Draufgänger zu sein

Hast Du jemals/in letzter Zeit mal das Fitnessstudio ausgelassen, weil es plötzlich langweilig schien, hin zu gehen? Du alle Ecken und Geräte auswendig kennst und Deine Workout-Playlists motivieren Dich nicht mehr? Jeder von uns könnte irgendwann zu einem solchen Punkt kommen ...

Das nennt man Routine - und Du wirst es in Deinem Leben bereits auf verschiedene Weise erlebt haben: über Jahre hinweg denselben Weg oder dieselbe Fahrt zur Schule, Lebensmitteleinkauf im selben Supermarkt, dieselbe Autoroute für den Weg zur Arbeit, derselbe Waggon im Zug oder der U-Bahn auf dem Heimweg ...

Und? Wie hast Du darauf reagiert, als Du Dich gelangweilt hast? **Hast Du einfach aufgegeben?** Oder bist Du einen etwas anderen Weg gegangen, um einen anderen Häuserblock herum? Kaufst Du Dein Gemüse und Fleisch bei der Konkurrenzmarke? Fährst Du die zweitschnellste Route, die von der App oder dem Navi empfohlen wird? Setzt Du Dich ans andere Ende des Waggons oder Zugs? Wenn Du dies bereits in so häufigen Lebenssituationen getan hast, warum wendest Du es nicht auch bei Deinem Training an?

Wenn Dein Fitnessstudio Teil einer Kette mit mehr als einer Location in Deiner Stadt ist, kann es hilfreich sein, von Zeit zu Zeit den Standort zu wechseln. Selbst wenn Du dort identische Workouts durchführst, findest Du die Geräte aufgrund der Raumaufteilung in unterschiedlichen Bereichen. Du siehst dort andere Gesichter, andere Trainer und Kunden. Möglicherweise haben sie sogar unterschiedliche Marken, bei denen das Einstellen der Gewichte nicht auf die gleiche Weise erfolgt. **Was macht das alles mit mir während des Trainings?** Aus meiner Erfahrung heraus war ich an dem neuen Ort aufmerksamer, war mir der Umgebung bewusster und konzentrierte mich mehr während meines Trainings. Insgesamt hat mein Motivationsniveau nicht abgenommen, sondern ist gleich geblieben oder hat sich manchmal sogar erhöht.

Wenn Dein Fitnessstudio eigenständig ist oder Deine Stadt nur über dieses eine Fitnessstudio verfügt, ist es natürlich etwas schwieriger. Aber hey, du bist ja kein Roboter, also stehen dir immer noch einige neue Optionen zur Verfügung.

Möchtest Du wissen, **was ich getan habe, um mit meiner Routine zu brechen**, wie ich aus der aufkommenden Demotivation wieder Motivation gemacht habe? Wie ich plante, ein Draufgänger gegen die Routinen des Lebens sein? Hier sind einige:

- Tageszeit: Tritt dem „06:00 Uhr Club" bei, mit einem Morgen-Training vor dem Büro oder lass das Sonntagsfrühstück anstelle einer frühen Trainingseinheit ausfallen.

- Wochentag: Verschiebe den regulären Einkauf am Samstagmorgen auf den Nachmittag und treibe in diesem Zeitfenster Sport.

- Wechsel den Standort: Geh alle paar Trainingseinheiten zu einer anderen Fitness-Studio-Niederlassung oder melde Dich für zwei günstige Fitness-Studios an, die nicht mehr als ein mittelpreisiger Vertrag kosten.

- Füge Disziplinen hinzu: Du gehst gerne schwimmen, laufen, Rad fahren oder Badminton spielen, dann füge diese zwischen Deinen Trainingseinheiten hinzu, um Abwechslung in Dein Sportleben zu bringen.

- Schaffe tägliche Freizeit: Stehe nur 15 Minuten früher als gewöhnlich auf und verwende sie für Körpergewichts-Übungen zu Hause wie Sit-Ups, Kniebeugen, Liegestütze, Brücken oder Ellbogen-Planks.

- Tägliche Freizeit nutzen: Die Werbepausen können während der Hauptsendezeit zwischen 3 und 9 Minuten dauern. Was spricht dagegen, in dieser Zeit kurze Übungen machen?

- Finde Fitnessgeräte in alltäglichen Situationen: Warum im Fitnessstudio auf den freien Treppensteiger warten, wenn Du Treppen zu Deiner Wohnung oder zum Büro hinauflaufen kannst?

- Erreiche 10.000 Schritte pro Tag: Steige eine Haltestelle später als gewöhnlich in die Straßenbahn oder U-Bahn ein oder park das Auto auf einem weiter entfernten Parkplatz als dem nächstgelegenen.

- Keine Ausreden finden: Bringe Deine gepackte Sporttasche mit zur Arbeit und lass sie dort, damit Du keine Ausrede findest, zuerst nach Hause zu müssen - Du hast alle Vorraussetzungen für Dein Training bereits zur Hand.

- Denke über den Tellerrand hinaus: Bring Deine Laufausrüstung zur Arbeit mit und jogge (einen Teil Deines Heimwegs) nach Hause. Nimm am nächsten Tag eine Tasche mit, um die Bürokleidung von gestern mit nach Hause zu nehmen.

- Jedes bisschen hilft: Finde so oft wie möglich eine Lösung für ein paar Übungen. Auf diese Weise kannst Du das allgemeine Ziel von 30 Minuten körperlicher Aktivität erreichen und übertreffen.

War das inspirierend genug? **Die obigen Beispiele waren wahre Beispiele**, mit denen ich die Ketten vieler meiner vorherigen Routinen aufgebrochen hatte. In einigen Fällen bedeutete dies, meine Einstellung zu ändern, meine inneren Barrieren zu überwinden und etwas mehr Zeit als zuvor zu verbringen. Aber es sei denn Du hast gar keine Freizeit, dann gibt es auch für Dich Möglichkeiten, einen ähnlich gesunden Lebensstil zu übernehmen, und dies ganz oft ohne größere Geldinvestitionen.

5 Erkenntnisse aus diesem Kapitel:

1. Erkenne die Routinen in Deinem Leben.

2. Finde einfach anzuwendende Lösungen durch Änderungen des Timings, des Standorts oder der Gewohnheiten.

3. Füge Abwechslung hinzu, um Deine sportliche Motivation zu erhöhen.

4. Denke über den Tellerrand hinaus, wenn Du Dich festgefahren oder unkreativ fühlst.

5. Sei ein Draufgänger und plane voraus, mit Deiner Routine zu brechen.

14. NEBENWIRKUNGEN: Wie mein Job beeinflusst wurde

Mich privat auf Ziele und Gewohnheiten zu fokussieren hatte auch automatisch Einfluss auf mein Berufsleben, wenn auch anfangs eher unbeabsichtigt. Mit der Zeit wurde mir allmählich klar, dass einige Dinge, die ich im Fitnessstudio gelernt hatte, an meinen Job angepasst werden konnten - was sich positiv auf meine Leistung auswirkte.

Welche Verhaltensweisen haben mich fokussierter gemacht? Wie haben sich meine Büroroutinen verändert? Mein erster Ansatz hierzu war: **Die Vergangenheit liegt in der Vergangenheit, unabhängig davon, was bisher war.** Mein zweiter Ansatz dazu war: **Die Zukunft ist flexibel, die Zukunft ist jetzt. Also konzentriere Dich darauf!**

Etwas früher auftauchen: Wenn ich zu Hause einige Übungen machen konnte, indem ich 15 Minuten früher als zuvor aufstand, konnte ich auch einige berufliche Dinge erledigen, wenn ich etwas früher als gewöhnlich an meinem Schreibtisch saß. Ich hatte ein paar „geheime Minuten" für mich, in denen die Kollegen größtenteils nicht wussten, dass ich bereits verfügbar war. Und ich verbrachte die Zeit damit, Managementberichte und Statistiken vom Vortag anzuschauen, mir Gedanken über von mir benötigten, kreativen Input zu machen oder einfach meinen Tag zu organisieren.

Investiere mehr in mich selbst: Die frühe Bürozeit war auch einem Lernritual vorbehalten: Branchen-Newsletter lesen, um täglich über Trends und Neuigkeiten auf dem Laufenden zu bleiben. Um reagieren zu können, wenn Key Account-Unternehmen beteiligt oder betroffen waren, wenn aufgrund Themen in deren Pressemitteilungen ein persönlicher Anruf bei meinem Vertragspartner auf meiner Tagesordnung stehen sollten. Im sich wandelnden Alltag von Shareholder-Value-Nachrichten, Fusionen oder Übernahmen ist es heute wertvoll, auf dem Laufenden zu bleiben.

Jeden Morgen meine drei wichtigsten Aufgaben aufschreiben: Meine Top 3 Aufgaben für heute zu notieren (handschriftlich oder digital organisiert) basierte auf dem Konzept, einen Vertrag mit mir selbst zu unterschreiben. Da ich wusste, dass ich diese drei Aufgaben bis zum Ende des Tages erledigen musste, hatte ich mir eine interne Frist gesetzt - ohne den externen Druck anderer. Und wenn tagsüber unerwartete dringende Aufgaben auftauchten, war es nicht unmöglich, diese drei Dinge zu beenden, ohne sie auf Überstunden zu verschieben.

Meine Top 3 als erste Priorität: Ich habe meine Top 3 Aufgaben zu meiner „Prio 1" gemacht, um sie vor dem ersten Management-Meeting zu beenden - in meinem Fall dem täglichen 10:00 Uhr-Meeting. Die Ähnlichkeiten zu meinem Sportleben waren wie die Hauptübungen im Fitnessstudio, die ich auch während der Hauptzeit einbauen wollte, wenn das Fitnessstudio überfüllt war.

Beseitige alle Nicht-Prioritäten: Obwohl ich mein Cardio-Training am Anfang sehr mochte, wurde mir klar, dass Joggen und dergleichen keine Priorität mehr haben durfte, im Vergleich zum Fokus auf den Muskelaufbau durch Gewichtheben. Im Büro habe ich gelernt, Anfragen und Gelegenheiten ohne skalierbares monetäres Ergebnis häufiger abzulehnen: Wenn dies grad keinen Einfluss auf eine Kundenanfrage hat, kann es auf später am Nachmittag verschoben werden? Wenn ich Kunden morgens telefonisch besser erreichen kann, bitte andere darum, die interne Besprechungsanfrage auf einen Zeitraum zu verschieben, in dem Kunden normalerweise schwerer zu erreichen sind: über die Mittagspause oder nachmittags.

2 x täglich, 2 Stunden lang Mailbox-Fasten: Wenn ich im Fitnessstudio bin oder jogge, beantworte ich überhaupt keine Anrufe. Über mein Smartphone habe ich Zugriff auf Musik-Playlists, Hörbücher und Podcasts - aber auch auf soziale Medien und andere Ablenkungen. Während der Sportstunden konzentriere ich mich allerdings ausschließlich auf den Sport. Ich konzentriere mich darauf, das beste Training mit der richtigen Haltung und effektiven Gewichten zu erreichen. Ich begann einen ähnlichen Ansatz im Büro: Ich blockierte vier Stunden täglich für konzentrierte Aufgaben, zwei Stunden vor und zwei Stunden nach dem Mittagessen. Meine "Fokus-Stunden" sind diejenigen, bei denen ich mich nicht ablenken lassen möchte, bei denen ich sogar mein Firmenhandy in den lautlosen Modus versetze, die "neue Mail-Benachrichtigungen" oder das Mail-Programm vollständig ausschalte. Ich werde gelegentlich von einem Kollegen angerufen, der sich auf eine E-Mail bezieht, von der ich noch nie etwas gehört oder die ich noch nie gelesen habe - aber ich stellte auch fest, dass einige Dinge bis dahin oder von jemand anderem, der früher verfügbar war als ich, bereits gelöst wurden. Und manchmal war ich nicht der Top-Spezialist für dieses Problem, sodass das direkte Verschieben dieser E-Mails in einen Ordner keinen Schaden anrichtete.

Konzentriere Dich eher auf Tages-Sprints als auf einen Monats-Marathon: Wenn ich mich an 3 Top-Aufgaben pro Tag hielt, waren die Ergebnisse für mich jeden Tag sehr deutlich sichtbar. Der Versuch, eine riesige Menge aufgeschobener Dingen zu erledigen, brauchte am Ende viel mehr Zeit, da ich sie nicht richtig skalieren konnte, was normalerweise in Überstunden endete - insgesamt also eher wie ein Marathonlauf. Der Vergleich zum Joggen war einfach und leicht zu verstehen, da ich nie einen Monat ohne Sport gewartet hätte, um dann „aus dem Stand heraus" einen Marathon zu laufen.

<table>
<tr><td>HANJO KOCH</td><td>Working on a new me</td></tr>
</table>

Beende jeden Tag etwas Unangenehmes, Aufgeschobenes: Im Fitnessstudio war es normalerweise mein Personal Trainer, der mich fragte, welche Übung ich im heutigen Training NICHT machen wollte oder welche Übung ich hasste - und mich dann absichtlich ein paar Minuten später genau diese Übung machen ließ. Das Ergebnis: Insgesamt habe ich mich nach Abschluss dieser Übung besser gefühlt und war noch am Leben ... also hatte es nicht so schwer sein können. 😌 Gleiches gilt für unangenehme Dinge, die nicht auf meiner Prioritätenliste stehen. Wenn es nicht dringend ist und nicht viel Umsatz bringt, verschiebe ich es normalerweise für eine Weile. Wenn ich ein unangenehmes To Do pro Tag beende, brauche ich irgendwann nicht einen ganzen Tag, um genau diese Aufgaben zu erledigen, was mich am Ende des Tages zudem ziemlich unzufrieden machen würde.

So viel wie möglich gehen und aufstehen: Als ich mit den ersten Übungen im Fitnessstudio anfing, fragte mich mein Trainer ganz offen: „Lass mich raten, Du hast einen Bürojob, bei dem die meiste Zeit am Schreibtisch verbracht wird, richtig?" An meiner Haltung konnte er es leicht erkennen, und natürlich hatte er verdammt recht. "Aber wie könnte ich dann meine Gewohnheiten im Büro ändern?", fragte ich. Hier lagen einige einfache Schritte auf der Hand: Geh selbst zum Drucker, anstatt darauf zu warten, dass ein Mitarbeiter Deine Papiere mitbringt; rolle nicht mit dem Stuhl zum Drucker; zu dem Kollegen den Korridor runter gehen, anstatt anzurufen oder eine E-Mail zu senden; während eines Telefongesprächs aufstehen; kurze Betriebsbesprechungen im Stehen abhalten; die Treppe nach unten auf dem Weg zum Mittagessen oder auf dem Weg in den Feierabend nehmen; zur weiter entfernten Haltestelle der öffentlichen Verkehrsmittel gehen.

Den Schreibtisch aufräumen: Brauche ich wirklich Schere, Locher, 5 verschiedene Stifte und einen Tacker immer direkt vor mir auf dem Schreibtisch zur Hand? Oder können sie in eine Schublade gelegt werden, was mich keine fünf Sekunden mehr kosten würde, wenn ich sie nur bei Bedarf herausnehme? Durch das Entfernen aller nicht wesentlichen Elemente von meinem Schreibtisch wurde ich viel organisierter und klarer. Gleiches gilt für das Fitnessstudio: Ich musste nicht alle Bereiche im Fitnessstudio „reservieren", die Teil meines Trainingszyklus waren. Ich brauchte immer nur die wichtigsten Sachen bei mir (Handtuch, Wasserflasche, Kopfhörer und Smartphone für Musik) und wechselte dann von Training zu Training, als die Geräte wieder frei wurden.

Meine Erfolge visualisieren: Ich habe monatliche Ziele für Telefonanrufe und persönliche Kundentermine zu erreichen, sogenannte KPIs (Key Performance Indikatoren). Anstatt sie am Monatsende zusammen zu rechnen, mache ich eine tägliche Strichliste. Auf diese Weise sehe ich meine Fortschritte im Laufe jeder Woche und kann mich weniger gestresst fühlen. Bevor ich regelmäßig ins Fitnessstudio ging, visualisierte ich bspw. mein Heimtrainer-Radfahren, indem ich ein Logbuch über die gefahrenen Kilometer schrieb - aber als ob ich sie auf einer Autobahn fahren würde. Auf diese Weise skizzierte ich eine Tour durch Deutschland und war sehr stolz, als ich die Rundtour beendet hatte, die mich von Köln nach Hamburg, über Berlin, Dresden, München, Stuttgart, Frankfurt und schließlich zurück nach Hause brachte. Das mache ich übrigens immer noch, wenn ich die Treppe in den 12. Stock des Büros gehe: Wenn ich das nur zweimal am Tag mache (z.B. vor der Arbeit und nach dem Mittagessen), habe ich in meiner Heimatstadt bereits die Spitze des Kölner Doms erreicht (533 Schritte). Wenn ich das 7 Tage hintereinander mache, habe ich die Spitze des Empire State Buildings erreicht (1576 Stufen). Verstehst Du meinen Ansatz? 😉

Hör auf, ständig von einem 100% perfekten Ergebnis besessen zu sein: Ich brauche keine perfekten Wetterbedingungen für einen Lauf im Freien. "Einfach machen" ist hier das richtige Motto. Wenn es so aussieht, als würde es später regnen, mache ich normalerweise eine kleinere Runde, damit ich es nicht zu weit nach Hause habe, wenn es anfängt zu regnen. Das Ergebnis ist immer noch höher als wenn ich überhaupt nicht joggen würde. Für „nur" 30 Minuten ins Fitnessstudio zu gehen ist immer noch besser, als überhaupt nicht zu gehen. 😊 Im Job versuche ich, nach der 80-20-Formel zu agieren, indem ich mir nur 80 % Perfektion erlaube, wodurch 20 % Zeit gespart werden, um zu Beginn eines Projektes auf die Meinungen anderer zu hören; oder die gesparten Minuten in ein anderes Projekt auf meiner Prioritätenliste zu re-investieren; oder diese eine „unangenehme" Aufgabe abhaken, die ich noch auf meiner To-Do-Liste hatte.

Konzentriere Dich auf Fortschritt im Laufe der Zeit: Großartige Dinge brauchen Zeit ... um das diesjährige Umsatzbudget zu erreichen, wie auch um meine Ziele für Gewichtsverlust und Muskelaufbau zu erreichen. Beides kann nicht an einem Tag, in einer Woche oder einfach so passieren. Es erfordert konsequente Anstrengungen und die Wiederholung bewährter Prozesse. Ständig auf das Ziel fokussiert zu sein, ist der Schlüssel, das habe ich erkannt.

Mach was es braucht und fokussiere. Punkt. Damit ist hoffentlich genug gesagt. 

Wenn Du also bereit für Veränderungen bist, schau Dich einfach um… niemand hält Dich auf!*

* Niemand außer Du selbst.

5 Erkenntnisse aus diesem Kapitel:

1. Was ich beim Sport gelernt habe, kann auch an meinen Beruf angepasst werden.

2. Steh früher auf, um Dinge zu erledigen.

3. Priorisiere täglich 3 Aufgaben, die erledigt werden müssen.

4. Beende eine unangenehme Aufgabe am Tag und bekämpfe die „Aufschieberitis".

5. Große Dinge brauchen Zeit - konzentriere Dich daher auf die kleinen „Tagessprints" anstelle des „Marathons".

15. GYM VOR DEM MEETING: Was Deine Haltung und Einstellung ausmachen

Hast Du in letzter Zeit am frühen Morgen ein Geschäfts-**Meeting mit dem großen Boss gehabt, auf das Du Dich so überhaupt nicht gefreut hast**? Weil Du Dich erinnertest, wie das letzte Treffen ausgegangen war? Und **wie Du Dich bei diesem vorherigen Treffen gefühlt hast**? Das, bei dem der Chef mit den Ergebnissen richtig unzufrieden war, fast die ganze Zeit redete und nicht ein einziges positives Feedback fand? Und dann irgendwie einen neuen Aktionsplan nach dem anderen bei Dir und allen anderen im Besprechungsraum in Auftrag gab? Und alles in allem fühltest Du Dich nach diesem Treffen eher klein, niedergeschlagen und ehrlich gesagt wie Sch****?

Sobald Du also **erneut zu einem solchen Treffen um 9:00 Uhr eingeladen wirst**, erinnerst Du Dich sofort daran, wie Du Dich nach dem letzten gefühlt hast, und wirst daher sehr wahrscheinlich den Besprechungsraum mit geringen Hoffnungen betreten; am Besprechungstisch sitzen und auf deine Unterlagen hinab schauen; und **hoffen, dass dieses Treffen ganz bald schon wieder vorbei ist?**

Zunächst einmal kannst Du Deinem Chef nicht die Schuld für das Timing am frühen Morgen geben: Die meisten Menschen haben **morgens/vormittags das höchste Energieniveau**. Wenn Dein Vorgesetzter also die beste Interaktion, Diskussion und Problemlösung vom Team wünscht, werden mit hoher Wahrscheinlichkeit keine Nachmittage ausgewählt, um solche Besprechungen abzuhalten.

Und zweitens kannst Du dem Chef nicht die Schuld geben, auf das zu reagieren, **was er beim Betreten des Boardrooms sieht**. Warum? Nun, was genau findet er dort vor, um ehrlich zu sein? In meinem Beispiel:

- einen Typen, der auf seinem Stuhl sitzt, aber nach unten schaut, anstatt Augenkontakt herzustellen,
- in sich geknickt oder zusammengekauert, anstatt aufrecht auf dem Stuhl zu sitzen,
- scheinbar unvorbereitet, anstatt bereit für eine Interaktion mit dem Chef zu sein.

Und **Deine Körpersprache** sendet diese Nachricht an die Kollegen und den Chef:

- Ich weiß nicht wirklich, was ich hier mache,
- Ich bin unsicher, mit dem was ich tue,
- Erwarten Sie also nicht, dass ich Ihnen bei diesem Meeting eine wertvolle Hilfe bin.

Kein Wunder, wenn Dein Chef/Chefin Dich mit besonderer Aufmerksamkeit und zusätzlichen Aufgaben auswählt - er/sie zahlt Deinen Monatslohn und erwartet viel mehr als nur einen Mitarbeiter, der wie ein Schluck Wasser in den Stühlen des Besprechungsraums hängt. Sei fair, **Du würdest doch dasselbe von Deinen eigenen Teammitgliedern erwarten**, habe ich Recht?

Wenn ich jetzt also Besprechungen hatte, bei denen ich ein ähnliches Szenario für mich zu erwarten hatte, **plante ich von nun an im Voraus**: Ein Meetingbeginn um 09:00 Uhr bedeutete, dass ich spätestens 08:30 Uhr im Büro war, eine halbe Stunde Pendeln hieß, um ca. 08:00 Uhr die Wohnung zu verlassen. So hatte ich genau das richtige Zeitfenster, um sehr früh aufzustehen - **denk an den „06:00 Uhr Club"** - und meinen Morgen mit einem Training vor dem Büro zu beginnen. Oder in diesem Fall einem Training vor dem Meeting.

Die **Auswirkungen**, die dies auf meine **Einstellung** auslöste, waren für mich etwas unerwartet:

- Ich hatte bereits (Muskel-) Schmerzen und Erschöpfung erfahren –> viel schlimmer kann es heute nicht mehr werden;

- Ich habe heute schon schwere Gewichte gemeistert –> neue Aufgaben werden heute keine Belastung sein können;

- Wenn Sie eben (kurz vor dem Treffen) mit dem falschen Fuß aufgestanden sind und jetzt immer noch mürrisch sind –> nun, mein Tag wird großartig und ich werde nicht zulassen, dass Sie mich runtermachen!

Auswirkungen auf meine Haltung und meine **Körpersprache**:

- Aufrecht auf meinem Stuhl sitzen –> der erste Eindruck wird sein, dass ich hierher gehöre;

- Automatisch aufschauen und Augenkontakt herstellen –> Ich bin selbstsicher, Chef;

- Zum Handschlag schnell aufstehen –> Ich bin eine wertvolle Hilfe für Sie.

Das wichtigste Ergebnis für mich: Meetings, von denen ich normalerweise erwartet hatte, dass sie schlecht verlaufen würden, erwiesen sich als **produktive Meetings**, mit **Interaktion** zwischen dem Chef und uns, mit **Diskussionen** und unterschiedlichen Standpunkten, mit **Lob** für gut erledigte Aufgaben, **konstruktivem Feedback** mit Raum für Verbesserungen - und vor allem dem Rest des Arbeitstages mit **Zufriedenheit und Motivation anstatt Frustration**.

Und aus der Sicht meines Chefs: Wenn das erste Meeting produktiv war, hat die Teilnahme an einem zweiten Meeting mit einer insgesamt positiven Einstellung einen enormen Einfluss darauf, wie die folgenden Meetings beginnen und wie sie ausgehen - wie der Tag für das gesamte Team aussehen würde. **Mein Sport konnte eine positive Kettenreaktion für meine Kollegen auslösen** - selbst wenn es nur ein kleiner von vielen Funken war.

5 Erkenntnisse aus diesem Kapitel:

1. Vor einem Meeting ins Fitnessstudio gehen, verändert Deine Einstellung und Haltung positiv.

2. Das gerade Sitzen (und Stehen) mit entspannten Schultern zeigt eine positive Körpersprache.

3. Eine gute Haltung erhöht Dein Selbstbewusstsein und hinterlässt einen besseren ersten Eindruck.

4. Produktive Meetings führen zu einer höheren Zufriedenheit und Motivation.

5. Dein Sport kann eine positive Kettenreaktion bei Deinen Kollegen auslösen.

Erkenntnisse aus meinem eigenen Fortschritt:

Jetzt hätte das Ende meiner niedergeschriebenen Erfahrungen sein sollen, eine Zusammenfassung dessen, was ich in den letzten 2,5 Jahren bei meinem Fortschritt gelernt hatte. **Wie ich mein Fitnessziel erreicht habe - und wie sich ein gesunder Lebensstil auch auf meinen Job ausgewirkt hat.** Zumindest war dies mein Plan, gemäß dem Zeitplan, den ich ungefähr im Voraus geplant hatte.

Es kam allerdings so, dass sich das Leben, wie ich es kannte, plötzlich drastisch ändern würde, und ich mich in vielerlei Hinsicht darauf einstellen musste. Die weltweite Pandemie des Corona-Virus zwang mich auch in eine Art „Hausarrest", zu Hause zu bleiben, mit Bewegungseinschränkungen nur für die nötigsten Dinge, sozialer Distanzierung, Schließung des Büroturms und wochenlangem Home Office.

Ich beschloss daher, **über diese neue Situation zu reflektieren** und die Fertigstellung meiner Zusammenfassung zu verschieben. Ich wollte sehen, welche Auswirkungen dies auf meine bisherigen Fortschritte haben würde, sowohl mit positiven als auch mit negativen Ergebnissen. Ob alles, was ich bisher erreicht hatte, **eine gute Basis sein würde, um mich durch diese Krise zu bringen** - und ob ich stärker (oder im Idealfall nicht schwächer!) herauskam.

Lass mich Dich im folgenden Bonuskapitel auf diese Reise mitnehmen.

16. BONUS: Auswirkungen des Corona-Virus Lockdowns/Home Office

Es war Mitte März 2020, als Deutschland stark vom Ausbruch der Corona-Virus Pandemie (COVID-19) betroffen war. Sehr schnell wurden sowohl mein Privat- als auch mein Berufsleben in den Krisenmodus versetzt und es gab plötzlich viele Einschränkungen. Diese Wochen hätten die Fokusmonate sein sollen, in denen ich mich auf die Feinabstimmung von Muskelzuwachs und Gewichtsverlust in Richtung meines neuen zweiten Ziels konzentrierte, das war der Plan gewesen. Und sie hätten die Wochen für Feinschliff und Fertigstellung dieses Buches sein sollen. Irgendwie schien mein Plan von einer höheren Macht außer Kraft gesetzt zu werden, die wollte, dass ich alles bisher Erreichte aufgab, dass ich die neuen Umstände des Zuhausebleibens doch einfach akzeptierte, die die Aufkündigung meines Vertrags mit mir selbst wollte.

Was hatte sich plötzlich geändert? Du hattest wahrscheinlich ein ähnliches Szenario:

- Die **private Interaktion** wurde auf ein Minimum reduziert, was bedeutete, dass keine spontanen oder unnötigen Einkäufe mehr getätigt wurden, keine Freunde mehr auf einen Kaffee oder einen Drink nach der Arbeit getroffen wurden, kein Abendessen mehr in einem Restaurant und keine Trainingseinheiten mehr im Fitnessstudio.

  - Stattdessen: wöchentliche Einkaufstouren, um Kontakte zu reduzieren und soziale Distanz zu vergrößern, Telefonanrufe oder Video-Chats mit Freunden und der Familie, und entweder alleine draußen joggen oder Fitnessübungen zu Hause machen, um mich fit zu halten.

  - Meine körperliche Aktivität war viel geringer, da ich jeden Tag weniger Entfernungen zurückgelegte, zusätzlich noch die abgesagten Gym-Workouts.

- Die **professionelle Interaktion** wurde vom Büro ins Home Office verlagert, was bedeutete, dass keine Teambesprechungen, Projektbesprechungen, Schulungen am Arbeitsplatz mehr gab, kein Austausch mit anderen Abteilungen auf dem Flur, keine Kantinen-Mittagspausen oder „Kaffee-Klatsch" mit Kollegen mehr, und auch keine Kundentermine mehr, die die Basis meines Verkäuferlebens sind.

  - Stattdessen: Einrichten eines Home Offices, Telefonanrufe und Videokonferenzen vom Eßtisch aus, Mittagessen und Kaffee alleine, und Kundentermine um viele Wochen verschoben, da diese sich in identischen Situationen wie ich befanden.

  - Was völlig fehlte war die Aktivität, die mit dem Pendeln zur und von der Arbeit verbunden war, und damit auch die Entfernung, die Du zurücklegst, wenn Du zu einem Meeting, einem Termin, einem anderen Büro oder zur Kantine gehst, oder die 12 Stockwerke treppab läufst.

Mit diesem massiven Mangel an Aktivität in meinem Leben hatte ich Bilder im Kopf von einem Typen, der am Ende doch scheitern würde, der alles aufgab, was er bisher erreicht hatte, und der die Entschuldigung akzeptierte, dass die ganzen Bemühungen schlichtweg unmöglich waren aufgrund des Virus und dem daraus erzwungenen neuen Lebensstil. Bilder wie "Ich die Couch Potato", "Ich als der dicke Kerl in dem Schwebestuhl im Animationsfilm Wall-e", "Ich mit zwei identischen Transformations-Fotos, auf denen keinerlei Veränderung stattgefunden hatte".

Ich wollte nicht, dass es soweit kam!

Jetzt war es an der Zeit, mich an meine Routinen zu halten, mich während meines Fortschritts auf die wesentlichen Erkenntnisse zu konzentrieren, eine positive Einstellung zu bewahren und das Beste daraus zu machen.

Es war Zeit zu glänzen!

Warum war mir das alles so wichtig? Harte Zeiten bringen Deine wirkliche Einstellung zum Ausdruck, sie werden Dir zeigen, wie sehr Du Dich jeden Tag belügst.

- Wann hast Du Dir das letzte Mal gesagt: "Heute ist der Tag, heute fang ich an!" - und dann doch nichts getan?

- Warum immer auf die nächste Gelegenheit warten? Warte nicht, bis andere Dir den Schubs geben.

- Mit anderen Worten: Das Gras ist dort grüner, wo Du es gießt.

Anstatt mich also selbst zu belügen, war es an der Zeit, Maßnahmen zu ergreifen und mich an Veränderungen anzupassen. Mit all den Fortschritten, die ich bisher gemacht hatte, hatte ich bereits meinen idealen Tag entworfen. Ich hatte Wege und Konzepte gefunden, um die Zeit zu maximieren, die ich für meine obersten Prioritäten (sowohl in Bezug auf Fitness als auch in Bezug auf die Arbeit) aufgewendet hatte. Ich hatte mir neue Gewohnheiten angeeignet, jeden Tag gezielt zusätzliche Zeit zu schaffen, um Fortschritte zu machen, mich zu verbessern und produktiv zu bleiben, zum Beispiel indem ich 15 Minuten früher als zuvor aufstand. Freizeit war jetzt Zeit, in der ich mich verbessern konnte (mit Podcasts oder Lesen von Wirtschaftsnachrichten usw.).

Nun begann Phase 2, meine Lebens-Träume auch zu leben: meinen idealen Tag dauerhaft zu leben.

- Die Wirtschaft befand sich in einer Rezession und vieles wurde heruntergefahren - aber ich musste das nicht!

- Ein großer Hügel war und wird weiter vor uns liegen, um diese Rezession zu überwinden, sogar eher ein monumentales Gebirge. Monumental für uns alle.

- Was auch immer ich für meine Ziele und meine Karriere tun konnte - jetzt war die Zeit gekommen, mich zu fokussieren.

- Mich nicht in Ablenkungen und meiner Komfortzone zu verstecken.

- Nicht den „Pause"-Knopf bei meinen Träumen oder meiner Disziplin zu drücken.

- JETZT priorisieren.

- JETZT trainieren.

- JETZT diszipliniert werden.

- In Schwung kommen und eine Dynamik in all meine Großprojekte bringen.

- Nicht bis morgen auf etwas warten, das ich heute hätte tun können.

- Mein zukünftiges Ich sollte immer stolz auf mich sein und sich bedanken!

Um meinen idealen Tag zu leben, obwohl ich mich im Krisenmodus befand, habe ich einen Tagesablauf wie diesen eingehalten:

06:30 Uhr: Alarm wie gewohnt, keine Schlummertaste erlaubt.

06:35 Uhr: Start mit **45 Minuten** Home Gym **Übungen**, mit Trainingsabwechslung am folgenden Tag. Während des Sports Nachrichten und motivierende Podcasts anhören und in mich selbst investieren Teil 1.

07:20 Uhr: **Home Gym beenden,** einen Protein-Shake trinken und schnell die sozialen Medien checken.

07:30 Uhr: In die Dusche springen. Rasieren und **wie an einem normalen Arbeitstag stylen**. Mich lässig anziehen mit Chino, T-Shirt und einem einfachen Pullover.

08:00 Uhr: **30 Minuten „pendeln"** indem ich durch die Wohnung gehe und den ersten Teil meines So-viel-wie-möglich-bewegen-Ziels erreiche. Dabei einen ca. halbstündigen **Podcast** oder zwei „längere" 15-minütige Podcasts anhören. Variiere mit Treppensteigen im Treppenhaus des Apartment-Komplexes.

08:30 Uhr: **Kleines Frühstück** inklusive Kaffee und einem großen Glas Wasser.

09:00 Uhr: Arbeitslaptop öffnen und meinen **Home-Office**-Wochentag starten. Meine **drei wichtigsten Aufgaben** priorisieren, die bis zum Mittag erledigt werden sollen.

10:00 Uhr: Geplante **5 Minuten Pause, um herumzulaufen**, Kaffee zu kochen oder Wasserglas aufzufüllen.

11:00 Uhr: Geplante 5 Minuten **Pause** zum Herumlaufen, Wasserglas auffüllen.

12:00 Uhr: Geplante Mittagspause. Mittagessen zubereiten und es **an einem anderen Ort** als am Laptop zu mir nehmen. **Radio oder eine Playlist hören**, um die Geräuschkulisse der mir fehlenden Kollegen in der Kantine zu ersetzen. Für 5-10 Minuten durch die Wohnung gehen, um den üblichen Rückweg aus der Kantine zu imitieren. Variieren Sie mit Treppensteigen im Treppenhaus des Apartment-Komplexes.

12:30 Uhr: Zurück am Schreibtisch, Home Office fortsetzen. Ein **großes Glas Wasser** nicht vergessen.

13:30 Uhr: Geplante 5 Minuten **Pause, um herumzulaufen**, Kaffee zu kochen oder Wasserglas aufzufüllen.

14:30 Uhr: Geplante **5 Minuten Pause** zum Herumlaufen, Wasserglas auffüllen.

15:30 Uhr: Geplante 15 Minuten Pause, auf dem Balkon **frische Luft schnappen**, herumlaufen, professionelle Netzwerke checken, Kaffee kochen oder Wasser tanken.

16:30 Uhr: Geplante 5 Minuten **Pause** zum Herumlaufen, Wasserglas auffüllen.

17:30 Uhr: Ende des Arbeitstages, Home Office verlassen. **30 Minuten "pendeln"**, indem ich durch die Wohnung gehe und **Teil zwei meines Laufziels** erreiche. Längere Podcasts dabei hören. Abwechslung, indem ich im Treppenhaus auf und ab gehe.

18:00 Uhr: „Ankunft zu Hause", **Outfit wechseln** von Business Casual zu bequemer Freizeitkleidung. Mir Zeit nehmen für Teil 2 von „**in mich investieren**" indem ich eine Buchzusammenfassung lese.

18:30 Uhr: Beginn des Szenarios „**wie üblich nach der Arbeit**" mit der Vorbereitung des Abendessens, Surfen in sozialen Medien, Fernsehen oder Videos schauen, Telefonanrufe usw., gefolgt von der **zu Bett geh Routine**.

17. LERNERFOLGE MEINES EIGENEN FORTSCHRITTS

Zusammengefasst sind hier meine Erfahrungen und Fortschritte, die mir während dieser zusätzlichen *ungeplanten Bonuszeit*, sowie zusammen mit den Erkenntnissen während meiner Fortschritte über die letzten 2,5 Jahre klar wurden.

Wenn ich aus all dem ganzen nicht herauskommen würde mit:

- **Neuen Fähigkeiten** - während andere nur netflixen und aufschieben,

- **Mehr Wissen** - durch Investitionen in mich selbst,

- **Mehr Fokus** - indem ich einen verbindlichen Vertrag mit mir selbst schloss,

- **Neuen Workouts** - die Unterschiede zwischen Gewichten und Cardio erfahren,

- **Höherem Engagement** - mit Hilfe eines Personal Trainers,

- **Besserem Fortschritt** - durch regelmäßige Body Index Analysen,

- **Mehr Bewusstsein** - insbesondere über Nahrungsaufnahme und Essgewohnheiten,

- **Vollem Potential** - erzielt durch Ernährungsberatung,

- **Spaß während des Abnehmens** - mit kleinen Treat Meals,

- **Neuer Inspiration** - durch Abonnieren und Verwenden motivierender Hashtags,

- **Höherer Motivation** - persönlich oder virtuell durch andere,

- **Neuen Perspektiven** - durch neue Herausforderungen und mit Routinen brechen,

- **Neuen Angewohnheiten** - was im Sport hilft kann im Büroleben angewandt werden,

- **Besseren Resultaten** - die Einstellung ändern bringt Fortschritt im Sport und im Job,

- **Einem Leben, von dem andere noch träumten** - während ich kleine regelmäßige Schritte hin zur Erreichung meiner Träume tat,

... dann fehlte mir nie die ZEIT, sondern in Wirklichkeit die DISZIPLIN.

HANJO KOCH   Working on a new me

18. MEIN WEG: Sieh Dir meine Indizes in meiner Zeitleiste an

Ich habe nie gesagt, dass es einfach war, meine Fitnessziele zu erreichen, oder dass es nur ein paar Wochen gedauert hätte. Daher habe ich in dieser Zeitleiste einige meiner In-Body Analyse Indizes für Dich zusammengefasst. Es war ein längerer Fortschritt **mit vielen kleinen Schritten und Zwischenzielen**. Mir die Zwischenergebnisse regelmäßig anzuschauen und sie mit den Veränderungen in Verbindung zu bringen, die ich in dieser Zeit gemacht hatte, half mir meinen Körper und meine Gewohnheitsänderungen viel besser zu verstehen.

Für diese Tabelle habe ich mein Kaloriendefizit („Calorie Deficit", in dem Fall weniger als 100 %) und meinen Kalorienüberschuss, mein Körpergewicht („Weight"), mein Muskelgewicht („Muscles"), meinen Body-Mass-Index und meinen Körperfettanteil („Body Fat") ausgewählt; über einen Zeitraum von 29 Monaten, und im Detail* über die letzten 12 Monate.

* *Fehlende Zahlen für März 2020 und Zahlen für April 2020, die mit denen für Februar identisch sind, konnten aufgrund der Fitnesscenter-Schließung während der Corona-Virus Einschränkungen nicht genau erfasst werden, da kein Zugang zum offiziellen Körperanalyse-Gerät bestand.*

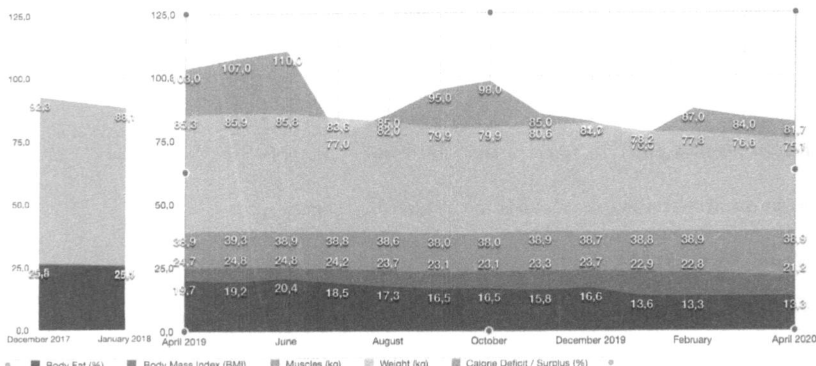

Bitte bedenke: Dies erklärt keine wissenschaftlich erprobten Studien im Detail, dafür gibt es in Läden und Bibliotheken reichlich Literatur. Es ist ausschließlich als Motivations-Lesestoff gedacht, um Inspiration zu geben, eigene Ergebnisse und Fortschritte zu vergleichen. Dies kann für Dich variieren, abhängig von Deiner aktuellen Verfassung, Deinem Körperbau, Deiner Einstellung, Deinem Lebensstil, Deiner Trainingsintensität und vielem mehr. Sieh diese Tabelle daher bitte nicht als ultimative Blaupause an.

HANJO KOCH   Working on a new me

19. REZEPTE: Meine Lieblingsessen zur Inspiration

Ich möchte drei Rezepte mit Dir teilen, die ich im Laufe der Zeit wiederholt gekocht habe und derer ich nie müde geworden bin, sie regelmäßig zu kochen. Probiere sie selbst aus, pass sie an Deinen persönlichen Geschmack an oder nutze sie als Inspiration, um neue Zutaten auszuprobieren, die Du noch nie zuvor gekauft hast.

Ich habe ein Frühstück, ein Wochenend-Mittagessen und ein Abendessen für unter der Woche für Dich ausgewählt.

Beeren, Avocado, Gurke und Skyr Frühstücks-Smoothie (wenig Zucker)

Obst- und Gemüse-Smoothies ohne Zuckerzusatz sind eine schnell zubereitete Frühstücksalternative zu Cornflakes oder Müsli.

Gesamtdauer: ca. 10 Minuten   Vorbereitung: 5 Minuten   Zubereitung: 5 Minuten

Kalorien: ca. 380 kcal pro Person   1 Portion   Küche: Amerikanisch

Zutaten:

- 75 g Beeren wie Erdbeeren, Heidelbeeren und Himbeeren

- 1 Kiwi, ohne Schale

- Halbe Limette, zu Saft gepresst

- 50 g Gurke

- Halbe Avocado

- 50 g Skyr

- 100 ml fettarme Milch (1.5 %)

Zubereitung:

1. Alle Zutaten in einen Mixer geben und (auf hoher Stufe) cremig mixen.

2. Der Smoothie wird durch Zugabe von etwas Wasser dünner.

3. In einem hohen Glas mit dickem Strohhalm servieren.

Nährwerte:

Kalorien: 380 kcal | Kohlenhydrate: 26 g | Protein: 13 g | Fett: 20 g | ca. pro Person

Variationen:

Verwende Mandelmilch, griechischen Joghurt, Orangensaft oder Karottensaft und füge
Banane, Zimtpulver, Chia Samen oder Whey Proteinpulver hinzu (kann die
Dickflüssigkeit erhöhen). Verwende die Hälfte des Rezepts, wenn Du einen dickflüssigen
Smoothie zusammen mit einer Schüssel Porridge und frischem Obstsalat servierst.

Hüttenkäse & Mango Salat mit Ei und gerösteten Mandeln (viel Protein)

Diese Kombination aus süß und herzhaft ist voller Proteine und bietet eine leichte und gesunde Option für ein spätes Mittagessen am Wochenende.

Gesamtdauer: ca. 15 Minuten   Vorbereitung: 5 Minuten   Zubereitung: 10 Minuten

Kalorien: ca. 320 kcal pro Person   2 Portionen   Küche: Salat

Zutaten:

- 200 g Hüttenkäse, light

- 1 Mango, gewürfelt

- 2 gekochte Eier, geviertelt

- 50 g Mais, abgetropft

- 1 EL Honig

- 20 g geröstete Mandeln

- Frischer Schnittlauch, in Röllchen geschnitten

- Salz & frisch gemahlener Pfeffer

Zubereitung:

1. Eier in einem Topf für 8-10 Minuten kochen, bis sie hart sind (nach Deiner Vorliebe). Unter kaltem Wasser abbrausen, und anschließend abkühlen lassen. Die Schale entfernen und in jeweils vier Stücke schneiden und beiseite stellen.

2. In der Zwischenzeit die Mandeln in eine kalte Pfanne geben und auf mittlerer Hitze erwärmen. Alle paar Sekunden umrühren, bis sie gleichmäßig geröstet sind. Achte darauf, sie nicht anbrennen zu lassen, daher immer wieder umrühren. Nach Belieben leicht salzen und in der warmen Pfanne beiseite stellen.

3. Die Mangostücke zusammen mit dem Mais, der Hälfte des Schnittlauchs, dem Honig und dem Hüttenkäse in eine Schüssel geben und gleichmäßig vermischen.

4. Mit Salz und frisch gemahlenem Pfeffer nach Belieben würzen.

5. In einer Schüssel servieren, mit den vier Ei-Stücken und den (noch warmen) Mandeln garnieren und mit dem restlichen Schnittlauch bestreuen.

Nährwerte:

Kalorien: 320 kcal | Kohlenhydrate: 27 g | Protein: 22 g | Fett: 12 g | ca. pro Person

Variationen:

Verwende Agavendicksaft oder Ahornsirup zum Süßen, füge Kirschtomaten hinzu, würze mit Curry- oder Chilipulver oder füge Rucola-Salat als Unterlage hinzu, wenn Du auf einem Teller servierst.

Asia-Pfanne mit Hähnchen, Gemüse und Konjak Glasnudeln (wenig Kohlenhydrate)

Diese kalorienarme Version eines Take-Away Favoriten kombiniert Hähnchenbrust, Brokkoli, Paprika, Ingwer und Konjak Glasnudeln für ein leckeres Abendessen unter der Woche.

Gesamtdauer: ca. 30 Minuten   Vorbereitung: 20 Minuten   Zubereitung: 10 Minuten

Kalorien: ca. 335 kcal pro Person   2 Portionen   Küche: Chinesisch

Zutaten:

- 2 Hähnchenbrüste, ohne Haut, in Stücke geschnitten

- 1 mittelgroßer Broccoli, in Röschen geschnitten

- 1 Paprika, in Würfel geschnitten

- 2 Stangen Frühlingszwiebeln, in kleine Ringe geschnitten

- 1 daumenbreites Stück Ingwer, geschält und klein gehackt

- 200 Gramm Konjak Glasnudeln, unter fließendem Wasser abgewaschen, abgetropft

- 1 EL Sonnenblumenöl

- 2 EL Sojasoße

- 2 EL Sweet Chili Asia Soße

- 4 EL Wasser

- 2 TL Sesamkörner

- Frisch gemahlener Pfeffer nach Belieben

Zubereitung:

1. Die Brokkoliröschen bissfest dämpfen und beiseite stellen.

2. Eine Pfanne oder einen Wok bei hoher Stufe erhitzen und das Öl hinzufügen.
    Hähnchenbrust hinzugeben und anbraten, bis es von allen Seiten goldbraun und
    knusprig ist. Aus der Pfanne nehmen und beiseite stellen.

3. Die Frühlingszwiebeln in dem restlichen Öl in der Pfanne anbraten und den Ingwer
    30 Sekunden lang hinzufügen. Paprika dazu, ab und zu umrühren bis sie Farbe
    bekommt und etwas Wasser verloren hat.

4. Die Konjaknudeln zusammen mit dem Hähnchen, Wasser und Sojasauce hinzugeben
    und zum Kochen bringen, eine Minute lang köcheln lassen oder bis das Huhn
    durchgekocht und die Sauce reduziert ist.

5. Schalte die Herdplatte aus, füge den Brokkoli und die süße Chilisoße zum Würzen
    hinzu (frischer gemahlener Pfeffer, falls gewünscht) und vermenge alles, damit es mit
    Soße bedeckt ist.

6. Auf einem Teller oder in einer großen Schüssel servieren und mit Sesam bestreuen.

Nährwerte:

Kalorien: 335 kcal | Kohlenhydrate: 18 g | Protein: 28 g | Fett: 14 g | ca. pro Person

Variationen:

Füge geröstete Cashewnüsse oder Erdnüsse, Honig, Süßkartoffeln, Sojasprossen oder
Wasserkastanien hinzu. Mit Basmatireis oder Quinoa anstelle von Glasnudeln servieren.

DANKE SCHÖN: Mein besonderer Dank geht an – alphabetisch:

@alchmi von @barrel_live für den Original Motivations-T-Shirt-Druck meines Mottos

@christiane.wolff für die Storytelling Inspiration durch Deine Social Media Blogs

@darianinacom für Ratschläge zur Buchveröffentlichung

@haribalaji.vr für die Inspiration, dieses Buch zu schreiben

@luke_bachmeier für die Ernährungsberatung

@monikascheddin für die Inspiration durch Deine eigenen Bücher und Kalender

@nikkviererbl für das Personal Training und die Ernährungsberatung

DER AUTOR

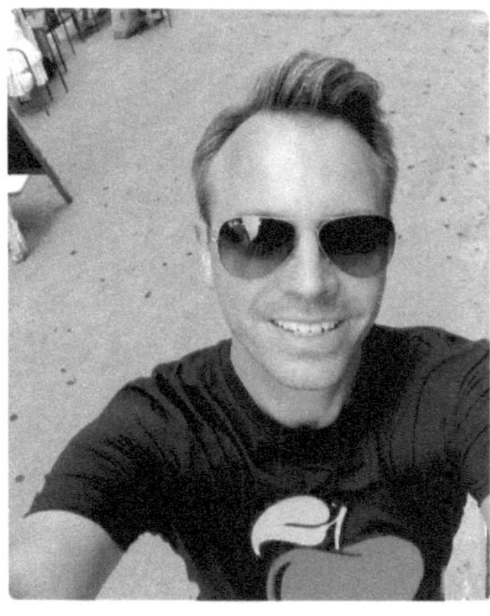

HANJO KOCH ist ein in Köln aufgewachsener und in München lebender Hotelfachmann mit mehr als 25 Jahren internationaler Erfahrung. Das britische Studium absolvierte er an der London South Bank University mit einem BA (Hons) in Hotelmanagement. Seine Karriere führte ihn in Länder wie Österreich, England, Deutschland und die Vereinigten Staaten. HANJO sammelte Erfahrungen in privaten Immobilien wie einem denkmalgeschützten Wasserturm-Luxushotel, über Vor-Eröffnungen für große internationale Hotelketten bis zum höchsten Hotel in der westlichen Hemisphäre mit 1000 Zimmern. Seine Vorliebe für Sport begann schon in jungen Jahren mit Basketball-Mannschaftssport, später mit Skifahren, Schwimmen, Tennis, Badminton, Laufen und Training im Fitnessstudio. Seine berufliche Ausbildung als Koch hat ihm geholfen, Aspekte der Lebensmittelernährung zu verstehen, neue Rezepte aufzunehmen und anzupassen und das Kochen auch privat als Teil eines insgesamt gesunden Lebensstils zu genießen.

@hanjokoch | Instagram   **@hanjokochofficial | Facebook**

HANJO KOCH   Working on a new me